经颅重复针刺刺激疗法

主　编：孙申田　王　军

副主编：祝鹏宇　王铁刚　张　瑞

编　委（按姓氏笔画排序）

　　　　王　军　王玉琳　王铁刚　包大鹏　乔国强

　　　　刘　征　孙申田　肖　飞　张　瑞　邵滢如

　　　　祝鹏宇　郭正方　曹　阳

人民卫生出版社

·北京·

图书在版编目（CIP）数据

经颅重复针刺刺激疗法 / 孙申田，王军主编 . — 北
京：人民卫生出版社，2022.8（2024.5 重印）
ISBN 978–7–117–33393–1

Ⅰ.①经… Ⅱ.①孙… ②王… Ⅲ.①头针疗法
Ⅳ.①R245.32

中国版本图书馆 CIP 数据核字（2022）第 132950 号

人卫智网	www.ipmph.com	医学教育、学术、考试、健康，购书智慧智能综合服务平台
人卫官网	www.pmph.com	人卫官方资讯发布平台

经颅重复针刺刺激疗法
Jinglu Chongfu Zhenci Ciji Liaofa

主　　编：孙申田　王　军
出版发行：人民卫生出版社（中继线 010-59780011）
地　　址：北京市朝阳区潘家园南里 19 号
邮　　编：100021
E - mail：pmph @ pmph.com
购书热线：010-59787592　010-59787584　010-65264830
印　　刷：北京汇林印务有限公司
经　　销：新华书店
开　　本：710×1000　1/16　印张：15
字　　数：214 千字
版　　次：2022 年 8 月第 1 版
印　　次：2024 年 5 月第 2 次印刷
标准书号：ISBN 978-7-117-33393-1
定　　价：88.00 元
打击盗版举报电话：010-59787491　E-mail：WQ @ pmph.com
质量问题联系电话：010-59787234　E-mail：zhiliang @ pmph.com
数字融合服务电话：4001118166　E-mail：zengzhi @ pmph.com

国医大师孙申田介绍

孙申田，男，1939 年 3 月 23 日出生，哈尔滨人。黑龙江中医药大学附属第二医院名誉院长，二级教授，国务院政府特殊津贴获得者。第四届国医大师，首届全国名中医，全国优秀教师，第一至七批全国老中医药专家学术经验继承工作指导老师，"全国中医药杰出贡献奖"获得者。

20 世纪 70 年代初，孙申田教授在国内首次提出将针灸学与现代神经内科学相结合，组建了黑龙江中医药大学第一个针灸神经内科病房，系统地把中医、中药、针灸疗法引入神经内科学领域，创建了针灸学新的临床、教学及科研模式，深受广大患者欢迎，并得到业界同行的认可，多次到国内外进行学术讲座，扩大了黑龙江针灸学科在国内外的学术影响。

在针灸学科建设初始，他大力提倡"继承与创新针灸"。为了培养针灸专业人才，积极协同老一辈针灸学家创建了黑龙江中医学院（现黑龙江中医药大学）针灸系，提出在针灸学专业课程设置上，除传统授课内容外，还应增加西医学理论教学，不断培养出具有传统中医理论技能和现代自然科学知识的新型针灸学人才。他在全国中医院校率先设立神经定位诊断学及神经病学课程，亲自讲授。同时，十分注重将理论教学融于临床实践，强调临床疗效是中医、针灸的灵魂，提出并践行"院系合一"的教学体制，成立了黑龙江中医药大学针灸推拿学院暨附属第二医院，时任院长。在这种培养模式下，陆续培养出一大批针灸学科创新人才，这些人如今已遍布世界各地，很多人在专业领域卓有建树。此外，孙申田教授还创立青年科研基金，用于扶持和鼓励青年一代传承创新中医药事业的发展。为探索中医药学术传承及推广应用的有效方法，经上级批准，哈尔滨和地市级中医院先后成立全国名中医孙申田工作室，孙老亲自出诊指导并建立常态化交流与带教模式，为推动中医药事业传承发展增添强大助力。

在 60 余年的行医历程中，孙申田教授始终工作在临床、教学及科研第一线，每日临诊百余人。他创新了头针疗法，善用独特的"孙氏针法"和"孙氏腹针疗法"治疗各科疾病，屡起沉疴；重视经络辨证，继承与丰富了传统针灸取穴方法；通过"头皮针刺运动诱发电位的研究""电针运动区不同强度对脑影响"等系列研究，证实了大脑功能定位与头皮对应关系选穴的正确性，强调手法与疗效的关系，扩大了头针疗法的治疗范围，提出头针疗法是我国自主创新的中西医结合新疗法；近年来又提出"经颅重复针刺刺激疗法"，为揭示头针机制提供了新的假说；证实头穴对周围神经损伤的治疗作用，主持针刺促进神经损伤修复研究，从周围神经损伤、脊髓、脑研究，客观证实了针刺促进神经损伤修复作用机制；在针刺选穴配方基本原则与方法方面，提出根据疾病损伤部位与解剖生理学相对应的选穴方法，为临床选穴配方提供新的理论依据。先后发表国家级核心期刊论文百余篇，获国家级、省部级奖项 10 余项，曾担任普通高等教育中医药类规划教材《经络学》副主编，出版专著十余部。

孙申田教授的宏愿是毫无保留地贡献毕生学术经验和创新发展中医药事业，正如他在《七十述怀》诗句中所表达的那样："扬鞭更出夕照外，愿做识途马蹄轻！"

前　言

多年来，党和政府对中医药事业的发展高度重视，建立了有力的政策和法律保障体系，在机构建制、人才培养等多个方面给中医药事业发展创造了良好条件。但中医药事业的发展不能仅靠政策扶持和外部条件，尚须突破自我，融汇中西，传承精华，守正创新，即"打铁必须自身硬"。

保证中医薪火传承不绝，关键是提高临床疗效，因为临床疗效是中医真正的"灵魂"。在许多现代医学难以解决的疾病中，中医药显示了很好的治疗效果。正因为疗效确切，中医才得以历代传承，常保民生。我一直认为，中医现在的任务应该是在总结中医治疗某些疾病有确切疗效的基础上，说明其为什么有效，进而阐明其科学的作用机制，这样才能真正地把中医融入现代自然科学之中。2021年5月12日，习近平总书记在南阳考察时指出："我们要发展中医药，注重用现代科学解读中医药学原理，走中西医结合的道路。"这给予了中医人更多的鼓舞并为我们指明了方向。当前的任务是真实地总结中医治疗某些疾病的疗效，应用多中心、大数据，开展严格的科学随机对照研究，不能总是建立在经验医学的基础上，各立门派。同时，我们的科研方向要更多地面向临床，以临床为基础的科研，将来定会创造出具有中国特色的医疗体系。本书就是在这种创新思想指导下，总结了几十年的临床实践经验编写而成。

经颅刺激技术已是一种成熟技术，是指在不开颅条件下，在头皮颅骨的外面，给予一种刺激方法，使其刺激信号直接穿过颅骨、脑膜、脑脊液，作用于大脑的各个部位，以达到调节脑功能的作用。

它最开始主要应用于检查大脑运动系统损伤，即"经颅运动诱发电位"的研究。在该研究成功的基础上，人们发现它不仅能引出运动诱发电位，还对脑及神经系统损伤疾病有良好的治疗作用。这就形成了诊断与治疗一体化的经颅刺激技术与疗法。在半个世纪里，学者们尝试了电刺激方法。由于刺激条件的要求，只有高电压、高强度的电流才能引出运动诱发电位。而这种高强度的电流常引起很多副作用，如头皮烧伤、剧烈疼痛，甚至癫痫发作等，正因如此，这种研究方法被暂时搁置。20 世纪 80 年代初，巴克教授在英国一所大学实验室里成功研究出了"经颅磁刺激运动诱发电位"，完成了一种无创性的经颅检测运动系统损伤和评价运动系统功能的方法，轰动了整个医学界，被誉为 80 年代神经生理学重大研究成果。其原理是应用交变磁场穿过颅骨，产生感应电流作用于大脑。这种技术没有高强度电流刺激方法的副作用，所以成了一个理想的检测运动系统损伤的方法。在临床应用过程中，专家发现"经颅重复磁刺激"还具有治疗脑及神经系统疾病作用，这就形成了诊断与治疗一体化的经颅磁刺激技术。

20 世纪 70 年代初，人们在传统的针灸学基础上，借鉴现代解剖学知识并结合临床实践，发明了头针疗法。大量临床资料显示，以大脑皮质功能定位为理论根据，在大脑皮质相对应的头皮投影区选穴的针刺方法，治疗某些脑源性神经系统疾病疗效显著。尤其是对一些脑源性运动障碍的患者，有时可达到立竿见影的效果。这引起了国内外学者的极大关注，从血管弹性、血液流变学、脑电及肌电等不同角度进行多层次、多学科的研究，并取得了一些成果，形成了头针疗法作用原理的"多元化学说"。但迄今尚不清楚头针疗法的作用本质，以及"头穴区"与脑内结构的相关性，这也成为各个流派的争论焦点。近年来，神经电生理学的迅速发展和广泛的临床应用，给揭示头针疗法的机制带来了希望。我们在电、磁经颅刺激运动诱发电位研究成功与应用的启发下，于大脑皮质运动区在头皮投影的部位（称为"运动区"），进行了"经颅重复针刺运动"诱发电位的研究，引出的波形与经颅电、磁刺激一致。由于针刺是一种机械性刺激，必须使其累积的刺激量达到一定程度，产生刺激信号，才能穿过颅骨而直接作用于大脑，并达到调节脑功能的作用。

本书是真实的经验记录与总结。在20世纪70年代初，头针疗法问世时我们就开始应用。在半个世纪上百万人次的治疗中，从临床实践中获得了较为丰富的经验。书中提出头针疗法是经颅电刺激、经颅磁刺激之后，又一新的经颅刺激技术。它是在头皮与颅骨之间植入针灸针，通过捻转的基本手法，在一定的频率与刺激时间内，通过机械性刺激所产生的刺激信号穿过颅骨直接作用于大脑及其相关结构。我们在头针作用机制上作了大胆阐述，提出"经颅重复针刺刺激技术"是在头针疗法基础上发展起来的一种新的经颅刺激技术。初步揭示了头针疗法治病原理，进一步规范了头部的选穴（区）、针刺手法，并为现代生物物理学提供一个新的治疗方法：即机械性刺激达到一定刺激量时，亦可有经颅刺激作用。

头针疗法已问世半个世纪，其经久不衰的原因就是"疗效"。我们从70年代初就开始临床应用头针疗法，并在其基础上逐渐形成经颅重复针刺刺激疗法，主要用来治疗脑及其他神经系统疾病，到现在已有五十余年的历史，在积累大量临床经验的同时，还做了很多的基础研究。我们将其归结于经颅刺激技术，是因为其作用机制与其他的经颅刺激技术极为相似。临床经验证实，以头针疗法为基础的经颅重复针刺刺激疗法，可以治疗脑卒中所致各种功能障碍、帕金森病、特发性震颤、癫痫、多发性硬化、抑郁症、失眠、尿失禁、慢性疼痛、不宁腿综合征、耳鸣、眩晕、梅尼埃病，以及多种精神障碍性疾病，并有显著的即刻效应和良好的远期效应。

经颅重复针刺刺激疗法针感的传入方式由两部分组成。一部分针感是"得气"，即在针刺入穴（区）之后，应用捻转和提插手法，出现酸、麻、胀、重的感觉。这种感觉的产生不要求捻转、提插的次数、时间，只要出现感觉就可以。标志着达到了有效的刺激量，即"气至而有效"。这种感觉的传入途径为：头前三分之二是由三叉神经第一支（含头部穴区中的情感区、胃区、泌尿生殖区、宁神穴、自主神经区、舞蹈震颤区、运动区、语言一区）传递，经由眶上裂进入颅底的三叉神经节，在此处交换神经元，再由三叉神经总根在脑桥外侧部进入脑干，终止于三叉神经脊束核。这个核很长，从脑桥的中部一直向下经过延髓终止于颈一二的脊髓后角，故又称为三叉神经脊髓束核。面部的感觉在进入三叉神经脊束核中是有规律的：靠近鼻侧的感觉进入该核的上部、面部外侧的感觉分别进入核的中部与下部。三叉神经脊束核的感觉障碍呈节段性、类扒洋葱皮样的症状。在此交换神经元后发出二级纤维，越过中线与脊髓丘脑束汇合，上行到丘脑（丘脑是感觉总站，包括痛、温、触及深感觉）。在此交换神经元，组成丘脑皮质束止于中央后回的下部。头后三分之一感觉是由枕神经所传递的（含头部穴区中的感觉区、百会穴、语言二区、语言三区、运用区、视区、脑干区、平衡区）。针刺这些区"得气"的传入途径，是通过枕大、枕小、耳大神经传入至高位颈髓的后根神经节，交换神经元后，再沿着脊髓后根进入脊髓后角交换神经元，由后角经过脊髓前联合融入对侧脊髓丘脑束，向上终于丘脑，伴随着丘脑皮质束进入中央后回中部。另一部分针感，要求在"得气"的基础上，施行捻转手法，必须每分钟捻转200次以上，还有时间要求，必须捻转3～5分钟。这个累积的刺激量，达到一定的刺激强度所产生的刺激信号，可穿过颅骨、脑膜、脑脊液而作用于脑，达到调节脑功能、改善脑病理的效果。我们的研究认为，这也是头针疗法的作用机制。

总之，经颅重复针刺刺激疗法是在头针疗法的基础上发展起来的一种新的经颅刺激技术，是把针刺入头皮下脑功能定位在头皮的投影区域，应用强化的、有一定规范要求的针刺捻转手法，积累有效刺激量，产生刺激信号直接作用于脑及与脑联系的相应结构，达到治疗效果的针刺技术。

本书共分五章。第一章介绍经颅重复针刺刺激疗法的概念及特点。第二章介绍穴区的相关神经解剖生理学基础。第三章详细介绍穴区的定位、主治及如何选择，并在头针疗法基础上有所发挥和拓展。第四章介绍经颅重复针刺刺激疗法的规范手法和提高疗效的技巧。第五章介绍本法在二十四类三十余种疾病中的临床应用，并附有典型案例供读者借鉴。最后，附上"头皮针刺运动诱发电位的研究"及"头部腧穴经属与主治"，供读者参考。

在本书完成的过程中，得到孙忠人教授、王顺教授、霍立光教授、王东岩教授的鼎力帮助和大力支持，在此表示衷心的感谢。

本书发表的观点，对于推进传统针灸的现代化发展和针灸机制的创新性研究无疑是件好事，也是具有挑战性的。但正因为其研究思路创新性、技术线路现代化的特点，可能会存在一定不足。我们真诚希望同道们提出宝贵意见，共同为创造有中国特色的新医学而努力奋斗！

孙申田

2021 年 8 月

目　录

第四章　经颅重复针刺刺激疗法的操作手法与技巧

第一章

经颅重复针刺刺激疗法的
定义及特点

第一节　经颅重复针刺刺激疗法的定义

经颅重复针刺刺激疗法，简称经颅重复针刺激（repetitive transcranial acupuncture stimulation，rTAS），是在头针疗法的基础上发展起来的一种新的经颅刺激技术疗法体系。是把针刺入头皮下脑功能定位在头皮的投影区域，施以特定强度和规范要求的针刺捻转手法，积累有效刺激量，使其刺激信号达到一定强度而穿过颅骨、脑膜、脑脊液，作用于脑及与脑联系的相应结构，达到调节脑功能及改善脑病理状态等治疗效果的针刺技术疗法体系。

第二节　经颅重复针刺刺激疗法的特点

1. **即刻效应**　接受经颅重复针刺刺激疗法治疗的患者，绝大多数会立即见效，表现为各种功能的明显改善，如肢体瘫痪肌力的恢复，语言表达能力的提高，尿便功能的改善，各种疼痛的减轻与消失，以及抑郁、焦虑、认知与痴呆的改善等。很多患者在经过一次治疗后，就会出现明显效果，即古人所谓"效之捷，莫过于针"。

2. **在线和离线作用**　这里所说的在线与离线，是指所有刺激疗法中共用的名词。当开启刺激传导通路时，称为在线；当关闭刺激传导通路时，称

1

为离线。在经颅重复针刺刺激疗法中，把处于针刺治疗时的状态，称为在线，具体指针刺操作仍在穴区内，处于行针或留针的状态；而把针起下来，停止治疗，这种状态称为离线。经颅重复针刺刺激疗法不仅在线时有效，甚至有明显效果，而且多数情况下离线后仍会保持相当的治疗作用。

3．**局部与远隔作用**　神经系统是一个复杂的网络系统。包括中枢神经系统（脑与脊髓）、周围神经系统（脊神经与脑神经）和内脏神经系统［内脏运动神经系统（又称自主神经系统或植物神经系统，分为交感神经与副交感神经）和内脏感觉神经系统］。它们之间通过纵横交错的神经纤维构成一个密切相连的网络系统，保持各种信号与信息的传递，使大脑与人体各个器官、各个部位之间构成一个完整统一的整体。这就是我们针刺头部一个区域不仅能够治疗局部疾病，同时也能治疗与其相联系的远隔部位疾病的解剖和生理学基础。如针刺"足运感区（旁中央小叶区）"治疗脊髓损伤引起的尿便障碍有特殊疗效，就是这个道理。

4．**多靶点治疗作用**　经颅重复针刺刺激疗法可同时治疗一种疾病产生的多个症状，如脑梗死患者的偏瘫、失语、偏盲及认知功能障碍，选择"运动区（中央前回区）"治疗偏瘫；选择"语言一区、语言二区"治疗失语症；选择"视区（枕叶区）"治疗偏盲；选择"情感区（额区）"治疗认知功能障碍。也可以治疗不同疾病产生的不同症状，如脑梗死患者伴有高血压，在治疗脑梗死各种症状的同时，可加入"自主神经区（血管舒缩区）"治疗高血压；又如脑出血患者伴有腰椎间盘突出症，一侧腿疼，在治疗脑出血症状的同时，还可以针对侧"足运感区"治疗腿部疼痛。这是其他经颅刺激疗法所不及的。

5．**积累和叠加效应**　经颅重复针刺刺激疗法以特定手法技术应用于穴区，既能在时间上产生累积效应，又能在空间上产生叠加效应。同一穴区手法刺激效果可以持续，并通过反复的刺激累积延长起效时间，因此随着治疗次数的增加，其疗效也在增加，甚至达到明显效果。从临床角度看，不是所有的病都能治愈，如脑损伤严重的患者，其神经病理改变不可逆，从临床疗效看只能达到有效而非痊愈。但从康复角度看，通过激活大脑相应功能定位区，作用不断累积，可以促进脑功能激活和重组，从而不断提高功能恢复的效果。大脑是一个复杂的网络系统，生理上相互联系，病理上也相互影响，不同穴区刺激可同时叠加起效，发挥协同作用，促进复杂病情的好转。如一个患有脑梗死的患者，右侧偏瘫并伴有失语，当我们针刺左侧运动区治疗偏瘫并明显改善的情况下，失语症也伴随着好转，配合针刺相应语言区，则疗效叠加，产生更好的康复效果。

6. **双向调节作用**　这是针灸疗法的共同特点，在经颅重复针刺刺激疗法中表现得尤为突出，针刺治疗的反应取决于当时机体的功能状态。若机体处于兴奋状态，针刺后可产生抑制效应；反之，若机体处于抑制状态，针刺后可产生兴奋效应。如面神经麻痹与面肌痉挛，临床表现截然不同，一个是面神经损伤、受到抑制，一个是面神经受刺激而呈兴奋状态。针刺运动区下1/5的面神经投射区，对上述两种疾病皆有治疗效果。又如针刺"额区（情感区）"既可治疗失眠，也可治疗嗜睡，等等。

7. **可重复性**　一种治疗疾病的有效方法问世，如果符合科学规律，必须具备可重复性。也就是说，按照要求的方法操作，都会获得同样的效果。经颅重复针刺刺激疗法具备明显的可重复性，只要选对适应证，按照规范的手法操作，一般都会获得满意疗效。

8. **简易方便**　本疗法是在头针疗法基础上发展起来的一种经颅刺激方法，操作简单，临床应用不受环境限制，适合在基层卫生机构进行推广。

9. **在功能康复中发挥重要作用**　经颅重复针刺刺激疗法对脑及神经损伤的修复与功能重建有着良好的即刻效应与远期效果，穴区的选择和不同穴区的配合亦体现了康复医学所强调的功能障碍的解决思路。我们在临床中发现，经颅重复针刺刺激疗法与现代康复医学相结合制定的针康结合诊疗方案，在功能障碍的康复中发挥了重要作用。

10. **无明显副作用**　本法针刺在头皮下与颅骨之间，会产生轻微疼痛，患者基本都可以接受。偶尔有个别患者出现针刺部位出血，亦不影响治疗。

临床中有过晕针的报道，常规处理后不影响治疗，没有发生危及生命的案例。只有少数患者因为对针刺的恐惧而拒绝治疗。对于体内有支架、心脏起搏器、内置脉冲发生器、人工耳蜗等患者，均不影响该疗法的应用。尤其对癫痫患者，本法不但不导致发作，反而有很好的治疗作用。本法对药物治疗有协同作用，针刺治疗中患者不必停用药物。

第二章

经颅重复针刺刺激疗法的

解剖学基础

第一节　头部体表标志与投影

头部和颈部相连，以解剖学标志而言，由前向后，以下颌骨的下缘、下颌角、乳突、上项线与枕外隆凸的连线为界，此线的上方为头部，下方为颈部。头部又有颅部和面部之分，以眶上缘、颧弓、外耳门上缘、乳突、上项线和枕外隆凸的连线为界，线的上方为颅部（颅区），线的下方为面部（面区）。

一、体表标志

头部有许多标志，它们在临床上具有一定的实用意义。现将与经颅重复针刺刺激疗法有关的体表标志及临床意义简述如下。

1．**眉弓**　位于额鳞的外面，两侧额结节的下方，呈弓状隆起。此处皮肤表面长有眉毛，在隆起的深面，适对大脑额叶的下缘。

2．**眉间**　相当于两眉之间的位置，此点为测量头颅骨长度时的标志。测量头颅长度时即从此点开始。

3．**颧弓**　位于外耳门前方的水平线上（耳屏至眶下缘的连线上），全长约 3 横指并均可触及。颧弓上缘，相当于大脑颞叶前端下缘。

4．**翼点**　位于颧弓中点的上方约 3.8cm 处，由蝶骨、额骨、顶骨和颞骨连接而成。多数呈 H 形，有的可呈 N 形。此处是颅骨骨质较薄弱的部分，深面有脑膜中动脉前支经过。

5．**乳突**　位于耳垂的后方，为一圆锥形隆突。其根部的前内方有茎乳孔，面神经由此出颅，在乳突内面的后半部为乙状窦。

6．**枕外隆凸**　位于枕骨外面中部的一个隆起。此处的内面相当于窦汇的部位。

7．**上项线**　位于枕外隆凸水平线的两侧，相当于颅骨内面横窦的位置。

8．**额顶点**　又称前囟点，为额骨与顶骨的交界处，为冠状缝与矢状缝的交点。新生儿此点为未闭合的菱形空隙。

9．**顶枕点**　又称人字点，为顶骨与枕骨的交界处，为矢状缝与人字缝的相交点，呈三角形。新生儿的后囟即位于此，后囟出生后不久即闭合。

10．**髁突**　在颧弓下方，耳屏的前方。

11．**顶结节**　顶骨外面中央最突出处，此处为大脑外侧沟后端。

12．**额结节**　额骨外面最突出部分，深面正对额中回。

二、体表投影

大脑的主要沟回和脑膜中动脉的体表投影，需先确定 6 条标准线，并以此为基础进行画定（图 2-1）。

下横线：自眶下缘向后至外耳门上缘的连线。

上横线：自眶上缘向后画线，与下横线相平行。

矢状线：从鼻根部向上，后至枕外隆凸的连线。

前垂直线：经颧弓中点作一与上、下横线呈直角的线。

中垂直线：从下颌骨髁突中点向上的垂直线。

后垂直线：经乳突后缘作一与前、中垂直线平行的线。

1．**脑膜中动脉的投影**　动脉由棘孔入颅后，继续沿颞骨内板上行，在颧弓中点的上方约 3cm 处，分为前、后支。脑膜中动脉主干的投影位于下横线与前垂直线的相交处。前支经过上横线与前垂直线的相交点，继而向上弯

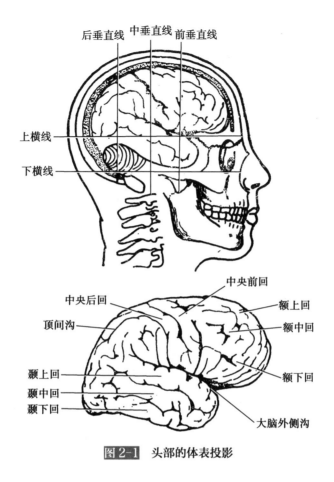

图 2-1　头部的体表投影

曲走向颅顶。后支经过上横线与中垂直线的相交点，斜向上后走向顶枕点。

　　2．**大脑中央沟的投影**　在前垂直线和上横线的交点与后垂直线和矢状线交点的连线上，相当于后垂直线与中垂直线之间的一段，此段的下端在颞下颌关节上方 5～5.5cm 处。

　　3．**大脑中央前、后回的投影**　分别位于中央沟投影线的前后各 1.5cm 宽的范围内。在中央前回的下部为运动语言中枢，其投影位于前垂直线与上横线相交点的上方。

　　4．**大脑外侧沟的投影**　该投影相当于平分上横线与中央沟投影线所成交角的斜线。前端起自翼点，沿颞骨鳞部上缘的前份向后，该线的中份即相当于颞横回的投影部位。

5．腮腺管的投影　为自鼻翼与口角间中点至耳屏间切迹连线的中 1/3 段。

6．面动脉的投影　自下颌骨下缘和咬肌前缘的交点，经口角外侧 1cm 至内眦的连线。

第二节　头皮层软组织

覆盖于颅顶部的软组织称为头皮，它是经颅重复针刺刺激疗法的施术部位。头皮层的软组织又包括颅顶部软组织与颞部软组织，两者在结构上同中有异，下面分别介绍。

一、颅顶部软组织

颅顶部软组织由浅入深分为 5 层，即皮肤，浅筋膜，帽状腱膜，腱膜下疏松组织，颅骨外膜。其中，前 3 层紧密相连，难以将其各自分开，故可视为一层，即"头皮"，深部 2 层连接疏松，较易分离（图 2-2）。

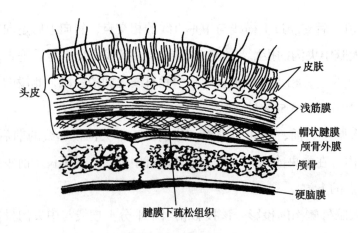

图 2-2　颅顶部切面示意图

1. **皮肤**　颅顶部皮肤厚而致密，除额部以外，都有头发覆盖，并有两个显著特点：一是含有大量毛囊、汗腺和皮脂腺，易发生疖肿或皮脂腺囊肿；二是具有丰富的血管，若外伤时，则出血多，但创口愈合较快。

2. **浅筋膜**　又称皮下组织，是一厚而致密的结缔组织层。结缔组织形成许多小梁，将皮肤和帽状腱膜紧密地连接在一起，并将皮下层分隔为许多小间隙，这些间隙中含有皮下血管、神经及脂肪。当此层感染时，渗出物不易扩散，局部肿胀明显而轮廓清楚，张力较大，压迫神经末梢，疼痛较重。血管壁及其周围的结缔组织紧密固定，损伤后不易回缩，因此出血较多，常需压迫或缝合止血。

3. **帽状腱膜**　此层坚韧致密，前连额肌，后连枕肌，两侧则逐渐变薄，续于颞筋膜浅层。帽状腱膜与其浅部两层紧密相连，即所谓头皮。若头皮裂伤时，未伤及腱膜，创口裂开则不明显。若伤及腱膜，由于额肌和枕肌的收缩，则创口较大，尤其以割切伤为甚。

4. **腱膜下疏松组织**　是头皮与颅骨外膜之间的一层疏松组织，又称帽状腱膜下间隙。此间隙中有导血管通过，头皮的静脉通过导血管和颅内静脉窦相通，因此头皮感染时可经导血管逆行颅内扩散，形成颅内的感染。所以，此层被视为颅顶的危险区。此间隙在颅顶部范围很广，向前可达眶部，后达上项线，如发生出血或化脓可迅速蔓延至整个颅顶部。故在此层针刺和行针，应严格消毒针具，注意操作安全尤为重要。

5. **颅骨外膜**　即颅骨骨膜，薄而致密，覆盖于颅顶各骨的表面，借少量的结缔组织与颅顶各骨相连。但在骨缝处，骨膜与骨缝愈着紧密，形成骨缝膜并与硬膜外层相延续。因此，骨膜下发生血肿时，仅局限于一块颅骨的范围内，而不会向四周蔓延。根据这一特点，可与腱膜下血肿鉴别。颅骨外膜比较敏感，针刺触及该层时易产生剧烈疼痛。

二、颞部软组织

颞部软组织的层次，与颅顶各层略有不同。颞部由浅入深，分为皮肤、浅筋膜、颞筋膜（分为浅、深两层）、颞筋膜下疏松组织、颞肌及颅骨外膜。

1. 皮肤 前部较薄，能移动，后部较厚，含脂肪较多。此区皮肤移动性大，无论纵行或横行切口，皆易缝合，愈合后瘢痕亦不明显。

2. 浅筋膜 此层含脂肪组织较少，上方与颅顶浅筋膜相连，下方续于面部浅筋膜，内有血管和神经。

3. 颞筋膜 覆盖在颞肌表面，致密紧韧。起于上颞线，向下则分为浅深两层，筋膜浅层止于颧弓的外面，颞筋膜深层止于颧弓的内面。

4. 颞筋膜下疏松组织 除颞肌附着处以外，含有大量脂肪并经颧弓深面与颞下间隙相通，再向前则与面颊脂肪相连续。因此，颞筋膜下间隙内有出血或感染时，可向下蔓延至面部，形成面深部的血肿或脓肿，而面部的炎症也可蔓延到此层内。故在此层内行针时，应特别注意防止感染。

5. 颞肌 该肌为一扇形的扁肌，起自颞窝和颞筋膜深层的深面，前部肌纤维向下，后部肌纤维向前，逐渐集中，止于下颌骨的冠突及内侧面。颞肌较厚，它和位于浅层的颞深筋膜对颅有很好的保护作用。

6. 颅骨外膜 颅骨外膜较薄并紧贴颞骨表面，剥离较难，因此很少发生骨膜下血肿。在颅骨外膜与颞肌之间含有大量脂肪组织，称下间隙。

第三节 顶骨

顶骨在胚胎发育时期是膜内骨化，位于颅顶的中部，前方为额骨，后方为枕骨，在额、枕骨之间，是左、右顶骨；两侧上缘以冠状缝相连接，组成颅盖的大部分，两侧前方小部分为蝶骨大翼，后方大部分为颞骨。

顶骨的厚度，成人为 5mm，但最厚处可达 10mm，而最薄处如颞区仅有 2mm，该区有颞肌附着，临床常选此处行颞肌下颅内手术入路。

顶骨分为外板、板障、内板 3 层，但在婴幼儿时期，此三层尚不明显。成人外板较厚，耐受张力较大，但弧度较内板为小。内板较薄，质地比较脆弱，有玻璃样板之称，发生骨折时，内板损伤程度常较外板严重。

板障在内外板之间，为骨松质，含有骨髓，并有许多板障静脉。新生儿颅骨无板障静脉，到 2 岁才开始出现板障及板障静脉。板障静脉经过骨板处留有板障管，这种管道可在 X 线照片上显示为一裂纹，有时误认为骨折线，应注意鉴别。

第四节　颅顶部的血管、神经和淋巴

颅部的血管、神经及淋巴均位于浅筋膜内，大体分为两部分，分别为额顶枕区及颞区。

一、额顶枕区的血管及神经

额顶枕区的血管及神经分为前后两组。

1. 前组　距正中线 2cm 处有滑车上动脉（额动脉）、滑车上静脉、滑车上神经。距正中线 2.5cm 处有眶上动脉、眶上静脉和眶上神经。滑车上动脉（额动脉）发自颈内动脉的分支眼动脉，伴滑车上神经，共同穿过眶隔，营养额部头皮。滑车上静脉在冠状缝处，起于静脉丛，继向下汇成一支，沿额骨线而下降至眉的内侧端，注入内眦静脉。滑车上神经为眼神经（三叉神经第 1 支）最大的终末支——额神经的分支，经上斜肌滑车的上方，分布于额部中线附近。眶上动脉在视神经上方，由颈内动脉的分支眼动脉发出，与眶上神经伴行，共同经眶上切迹或眶上孔达额部，分布于额顶区；眶上静脉，自额结节的表面起始，并斜向下内，与滑车上静脉末端结合，构成内眦静脉，眶上神经为额神经分支中较大的一支，行于上睑提肌与眶顶壁之间，经眶上切迹或眶上孔达额部，分布于额顶区。

2．后组　有枕动脉、枕静脉及枕大神经，主要分布于枕部。枕动脉起自颈外动脉，向后行，经枕部肌肉深面，由斜方肌上部穿出，分为数支分布于颅顶的后部。枕静脉起自于枕部的静脉丛，与枕动脉伴行，注入颈外静脉。枕大神经为第 2 颈神经后支的内侧支，穿过斜方肌肌腱、颈深筋膜，在上项线下方发出几支感觉性终末支，分布于上项线以上颅顶的皮肤。枕动脉常位于枕大神经的外侧。

二、颞区的血管及神经

颞区的血管及神经分为耳前及耳后两组。

1．耳前组　有颞浅动脉、颞浅静脉及耳神经。颞浅动脉为颈外动脉的末支，起自下颌颈的后方，与耳神经伴行，向上经颞骨颧突表面和面神经的颞支、颧支、腮腺上缘的深面到达颞部，颞浅动脉在颧弓下方分出面横动脉，在颧弓上方则分出额支与顶支，颅顶部外伤出血时，可在此处压迫止血。颞浅静脉收集颅顶头皮的血液，注入面后静脉。耳神经起自下颌神经，穿腮腺实质，出腮腺的上缘，跨过颧弓根部浅面，分出许多小支至颞区。

2．耳后组　有耳后动脉、耳后静脉和耳大神经、枕小神经。耳后动脉起自颈外动脉，在乳突前方上行，分布于耳郭的后部，并分支营养腮腺。耳后静脉，起自顶骨后部的静脉网，在耳郭后方与同名动脉伴行，继与枕静脉和面后静脉后支汇合成颈外静脉。耳大神经起自第 2、3 颈神经，为颈丛皮支中最大的分支，经胸锁乳突肌浅面向后上方走行，分布至耳郭及其周围的皮肤。枕小神经亦起自第 2、3 颈神经，沿胸锁乳突肌后缘，向后上方走行，分布于枕部外侧区、耳郭背面上 1/3 的皮肤。

三、颅顶部的淋巴分布

颅顶的淋巴回流是由颅顶部的导血管完成的。颅顶头皮静脉在皮下组织中形成静脉网，借若干导血管与颅的板障静脉及颅内静脉窦相通为顶导血管，连接头皮静脉与上矢状窦。乳突导血管，连接枕静脉与乙状窦。头皮感染时，可通过上述导血管蔓延至颅内。

颅顶部结构特点有着重要的临床意义。①由于顶骨分为3层，即外板、板障、内板，板障中含大量静脉丛和骨髓，由来自头皮和硬脑膜的无数小动脉供应。静脉彼此吻合成网，形成板障静脉。由于板障静脉和头皮静脉及硬脑膜静脉窦相通，因而成为颅内、外感染蔓延的途径。②顶骨呈圆顶状，具有一定的弹力，受外伤打击时，其力常集中于一点，但骨折线常呈放射状。③骨折多发生于较薄的颞骨鳞部，并可伤及硬脑膜中动脉，引起严重后果。

第五节 脑的解剖生理

一、脑的组成

脑，由大脑、间脑、小脑和脑干组成。需要了解大脑解剖及其生理功能，并熟练掌握相关结构在头皮投影的正确位置，以便临床准确选择针刺部位。

二、脑的解剖

（一）大脑

大脑分左右两半球，借胼胝体相连。覆盖于表层的灰质叫大脑皮质，由脑神经细胞组成。其下为白质，由神经纤维组成。白质内的灰质团块称基底节。在白质内包围着脑室。

1．大脑的表面　大脑有三个面、四个极和五个叶（有称六个叶）。

（1）面：背外侧面、内侧面、底面。

（2）极：枕极、颞极、岛极、额极。

（3）叶：由沟回分成五（六）个叶。

2．主要沟裂（图2-3、图2-4）

（1）中央沟：位于背外侧面近中间的部分，自顶部向下弯曲，止于外侧沟上，前为额叶、后为顶叶。

（2）外侧沟：从脑底开始，在背外侧面向后，上方为额顶叶、下方为颞叶。

（3）顶枕沟：在内侧面显著，在大脑半球后1/3处，顶枕沟至枕前切迹连线后方为枕叶。

（4）环沟：深藏在额、颞深部，大致成三角形，为岛叶、额叶、颞叶的分界。

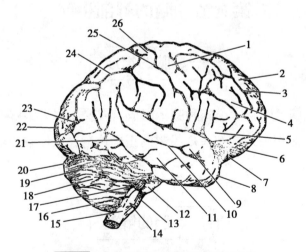

图2-3　大脑半球皮质背外侧面的沟回

1.中央前回；2.额上回；3.额上沟；4.额中回；5.额下回；6.直回；7.大脑外侧沟；8.颞极；9.颞上回；10.颞上沟；11.颞中回；12.脑桥；13.锥体；14.橄榄体；15.延髓；16.橄榄旁外侧沟；17.小脑绒球；18.小脑半球；19.颞下回；20.大脑横裂；21.颞下沟；22.枕极；23.枕横沟；24.顶间沟；25.中央沟；26.中央后回

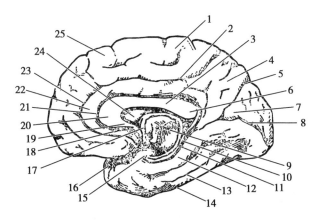

图 2-4　大脑半球内侧面的沟回

1.旁中央小叶；2.扣带沟边缘支；3.胼胝体干；4.楔前叶；5.顶枕裂；6.胼胝体压部；
7.楔叶；8.距状裂；9.丘脑；10.海马沟；11.齿状回；12.海马旁回；13.枕颞外侧沟；
14.颞下回；15.海马旁回钩；16.乳头体；17.穹窿；18.前连合；19.胼胝体嘴；20.胼胝体膝；
21.胼胝体沟；22.扣带回；23.扣带沟；24.透明隔；25.额上回

3. 分叶（图 2-5～图 2-9）

（1）额叶：在背外侧面的中央沟以前，外侧沟以上，由中央前沟、额上沟、额下沟，分成中央前回、额上回、额中回和额下回；在底面有嗅束沟、直回和前回；在内侧面的扣带沟以上，中央沟延线以前，有额内侧回、中央旁小叶的前部。

（2）颞叶：在外侧沟下方，顶枕沟与枕前切迹连线前方。在外侧面由颞上沟、颞下沟分成颞上回、颞中回、颞下回。颞上回的一部分卷入外侧沟底称颞上回平面，有颞横前回和颞横后回；在底部由颞下回转到底部，其内侧有枕颞内侧回（梭状回）。

（3）顶叶：在背外侧面的中央沟以后，顶枕线中点与外侧沟末端之间的上部，由中央后沟、顶间沟分成中央后回、顶上小叶和顶下小叶（缘上回、角回）；内侧面的中央沟延线后，顶枕沟前，扣带回顶下沟上有中央旁小叶后部和枕前叶。

（4）枕叶：外侧面在顶枕沟与枕前切迹的后方，沟回不恒定；内侧面在顶枕沟后，由距状裂分成楔回（上唇）和舌回（下唇）。

（5）岛叶：在外侧沟的深部，额叶包盖其表面。

（6）边缘叶（系统）：包括扣带回、海马、隔区和梨状叶等，在脑干的周围。边缘叶内容逐渐扩大，皮质结构相似、功能和联系较密切的皮质下结构（隔区、杏仁核、丘脑的一部分）属于边缘系统。由于与嗅觉、内脏、情绪行为活动、记忆等有关，又称内脏脑。

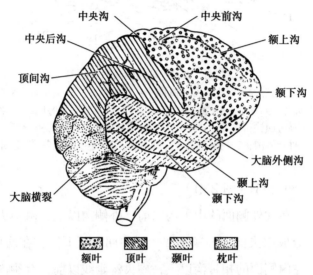

图 2-5 大脑半球皮质的分叶（背外侧面）

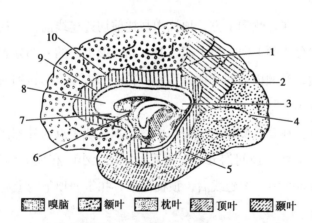

图 2-6 大脑半球皮质的分叶（内侧面）

1. 扣带沟边缘支；2. 顶枕裂；3. 胼胝体压部；4. 距状裂；5. 海马沟；6. 前连合；7. 胼胝体嘴；8. 胼胝体膝；9. 胼胝体沟；10. 扣带沟

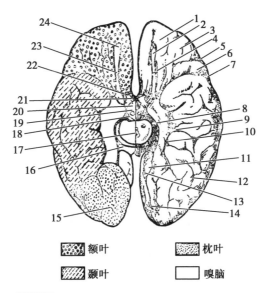

图 2-7　大脑半球皮质的沟回与分叶（底面）

1. 额极；2、24. 嗅球；3、5. 眶回；4、23. 嗅束；6. 额下回；7. 大脑外侧裂；8. 海马沟；
9. 梭状回；10. 侧副裂；11. 距状裂；12. 枕颞外侧回；13. 楔叶；14. 舌回；15. 枕极；
16. 大脑脚；17. 中脑水管；18. 动眼神经；19. 乳头体；20. 灰结节；21. 视交叉；22. 视神经

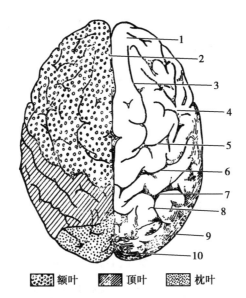

图 2-8　大脑半球皮质的沟回与分叶（上面观）

1. 额极；2. 大脑纵裂；3. 额上沟；4. 额下沟；5. 中央前沟；6. 中央沟；7. 中央后沟；
8. 顶间沟；9. 枕沟；10. 枕极

17

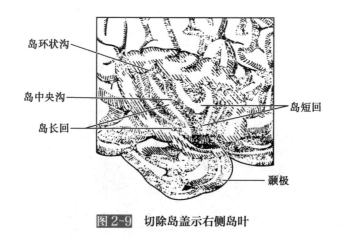

岛环状沟

岛中央沟

岛长回

岛短回

颞极

图 2-9　切除岛盖示右侧岛叶

4．大脑皮质的结构　大脑皮质在大脑的表面，由神经细胞组成，颜色为灰色，故又称为灰质。由于沟裂而增加了大脑的表面积，约 2.2m^2，其 1/3 在表面，2/3 在沟裂内。皮质厚度平均为 2.5mm，中央前回最厚约 4.5mm，枕叶距状裂最薄约 1.5mm。皮质神经元数约 140 亿个。皮质的神经成分中，少数为传入神经末梢（丘脑皮质纤维），多数为联络神经元，负责同半球之间及对侧半球（经胼胝体）之间的联系。还有少数传出神经元，把皮质整合后的冲动，传到各相应神经系统。

皮质的细胞分为三种，即锥体细胞、颗粒细胞（又称为星状细胞）与梭状细胞，这些细胞的轴突组成下行传导束及联络纤维。此外还有梭形、三角形小细胞，分别联络本层皮质或各层间联络。

大脑皮质典型的构造分为六层，第一层为分子层或丛状层，含有少量的水平细胞和星状细胞，约占皮层全厚的 10%；第二层为外颗粒层，由大量的星状细胞和小锥体细胞组成，约占皮层全厚的 9%；第三层为锥体细胞层，又称外锥体层，由典型的锥体细胞组成，约占皮层全厚的 31%；第四层为内颗粒层，组成与外颗粒层大致相似，除感觉区较厚以外，其他通常为皮层全厚的 10%；第五层为节细胞层，又称内锥体层，主要由中型或大型锥体细胞组成，在中央前回和中央旁小叶有巨大锥体细胞，约占皮层全厚的 20%；第六层为梭状细胞层或称多形层，由大小不等的梭状细胞组成，约占皮层全厚的 20%。一般认为一至三层具有皮层和各皮层间的联络和联合功能，第四层为接受上行纤维的冲动，五六层为传出纤维，完成传出效应。

　　大脑皮质的细胞结构各部不完全相同，有些学者根据组织学的构成，作了人脑皮质分区图，各家分区的数目有很大不同，目前多应用 Brodmann 分区法，他将皮质分为 52 个区，并以数字表示。如第一运动区为 4 区，第一感觉区为 3、1、2 区，第一视区为 17 区，听区为 41、42 区等（图 2-10、图 2-11）。

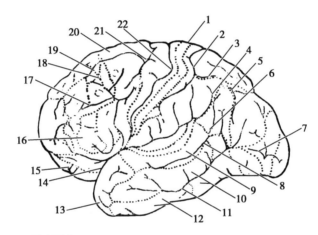

图 2-10　大脑皮质 Brodmann 分区（背外侧面）

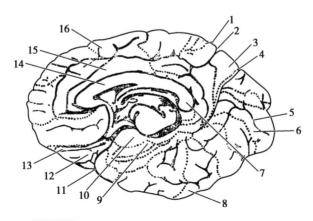

图 2-11　大脑皮质 Brodmann 分区（内侧面）

5．大脑皮质主要功能定位

（1）躯体运动

1）第一躯体运动区：在中央前回和中央旁小叶的前部，相当于4区和部分6区。

主要接受中央后回、丘脑的部分纤维、额叶内侧和运动前区皮质的冲动。

传出纤维有锥体系的皮质脊髓束（前束、侧束）、皮质脑干束，锥体外系的皮质脊髓束，皮质红核脊髓束，皮质顶盖脊髓束等。

当电刺激动物和人类第一躯体运动区时，能使身体对侧肌肉收缩，但眼外肌、前额肌、咀嚼肌、咽喉肌等是双侧收缩。这些运动都是简单运动。

从中央沟的前方中央旁小叶开始使用电刺激引起运动的顺序是：趾、踝、膝、髋、躯干、肘、腕、手、小指、环指、中指、食指、拇指、颈、额、睑和眼球、面、双唇、发声、下颌、舌、咽喉、泌涎、咀嚼（图2-12）。

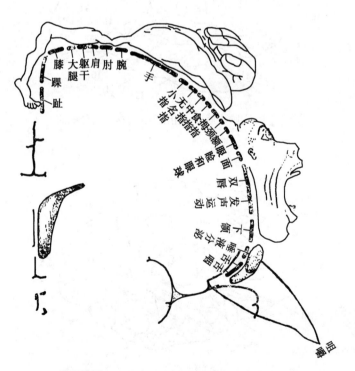

图2-12　人体各部在皮质运动区的定位分布

第一躯体运动有精确的定位，其投影是倒置的，头部是正的。各部代表区的大小与运动的精细程度有关，如拇指代表区是大腿代表区的 10 倍。皮质对运动的支配是：对侧上、下肢及唇肌、眼肌、前额肌、舌肌（颏舌肌除外）。咀嚼肌、咽喉肌为双侧支配（图 2-13）。

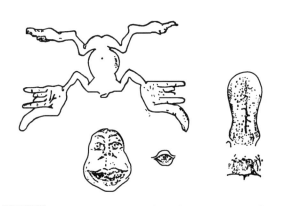

图 2-13　运动皮质上人体各部代表区面积比例示意图

2）头、眼运动

额叶眼区：在额中回的后部，相当于 8 区的一部分，刺激此区可引起双眼同向运动。

额叶头区：位置与眼区相当，刺激时头随眼球转向对侧。

3）补充运动区：当电刺激人脑半球内侧面的额内侧回皮质时亦可引起运动，称为补充运动。其面积只有 $1cm^2$ 左右，此区除引起躯体运动外，还可以引起内脏运动，主要与维持人体姿势有关。

4）第二躯体运动区：位于中央前回、后回最下端，深入外侧沟。此区有对侧上、下肢代表区，无头代表区。

实际上，与运动有关的区域除 4、6、8 区以外，还有顶、枕、颞叶的 3、1、2、5、19、22 区等（图 2-14）。

（2）躯体感觉

第一躯体感觉区：位于中央后回和中央旁小叶的后部，相当于 3、1、2

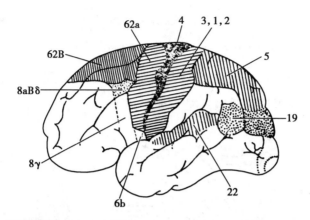

图 2-14 人类半球外侧面，示电刺激能诱发运动的皮质区

区，司本体感觉与辨别觉。

在丘脑腹后核（内侧、外侧）发出的纤维是躯体感觉传入的主要来源，由三叉丘系、脊髓丘系传导的皮肤感觉，本体觉。冲动在丘脑腹后核（内侧、外侧）中继后，再经内囊后支上行，止于中央后回和中央旁小叶的后部。

经诱发电位和皮质刺激的研究证明，感觉区的定位与运动区有相同之处，其顺序是外生殖器、足趾、足、小腿、髋部、躯干、额、头、肩、上臂、肘、前臂、手、手指、眼、鼻、面、上唇、下唇、牙、牙龈和下颌、舌、咽等。其代表区的大小，也与体表各部的感觉灵敏度有关，如手面口的代表区特别大，是与该处感受器多、神经分布密度大有关（图 2-15）。

第二躯体感觉区：人类在中央后回最下部（也扩展到中央前回）。刺激患者此区，与刺激一区相似。它代表双侧体表，以对侧为主，此区尚未证明有面、口、喉代表区。

（3）语言区：比较复杂，多在优势半球。语言，包括理解语言和文字，用说话和写字表达思维、感觉等。即通过听、视、肌肉活动（说、写）等来表示。

1）听觉性（感觉性）语言中枢：在颞上回后部 Wernicke 区，损伤时出

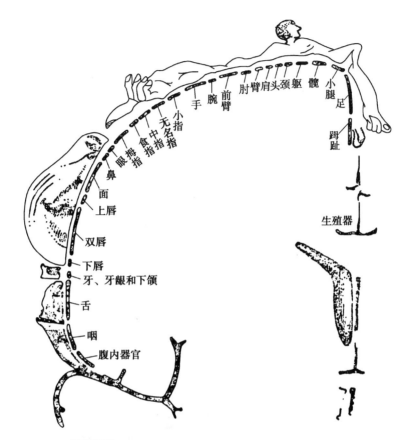

图 2-15　躯体感觉皮质区内，人体各部的投影及比例

现"字聋"（不能理解语言）。

2）记忆、阅读、视觉性语言中枢：在角回，损伤时出现格斯特曼综合征（Gerstmann syndrome），即左右失认、手指失认、失写和失算。有时伴失读。

3）运动性语言中枢：在额下回后部 Broca 区，损伤时出现运动性失语。

4）书写中枢：在额下回后部，损伤时不能用书写方式表达意见。

5）颞中回后部损伤会出现命名性失语，患者对于一个物品能说出用途但说不出它的名字。

（4）听区：在颞叶外侧沟的颞横回上，接受内侧膝状体发出的纤维。接受双侧信息，以对侧为主。

（5）视区：在枕叶内侧，距状裂的上下部，接受外侧膝状体发出的纤维。一侧视区接受同侧视网膜的颞侧半和对侧视网膜的鼻侧半、楔回（上回），接受视网膜的上部、舌回（下唇），接受视网膜的下部影像（图2-16、图2-17）。

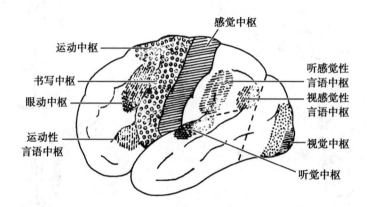

图2-16　大脑皮质功能定位（背外侧面）

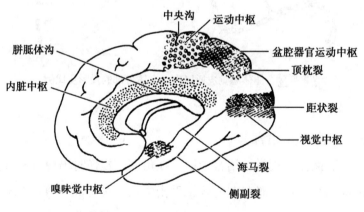

图2-17　大脑皮质功能定位（内侧面）

（6）其他中枢

1）额叶：肌张力和姿势、共济运动、头眼转动运动、思维、高级智力、感觉及自主神经调节功能。

2）顶叶：味觉、自身位置认识，精巧运动功能。

3）颞叶：记忆、平衡。

4）边缘系统：与嗅、味、情绪、行为、记忆及内脏活动有关。

6．大脑皮质的定位诊断

（1）额叶损伤

1）精神症状：最早是记忆力减退，尤以近记忆力更明显。同时，还表现情感淡漠，迟钝，缺乏自制，注意力不集中。久之，出现明显智力障碍，性格改变，可见欣快症，表现为喜欢开玩笑、极易激怒、行为粗鲁；有时马马虎虎、衣着不整，对时间、地点及人物定向力障碍，重则导致昏睡。

2）中央前回症状：额叶皮质运动区位于中央前回，该区大锥体细胞的轴突构成了锥体束的大部分，支配对侧半身的随意运动。刺激性病变为痉挛发作（癫痫）；破坏性病变多表现为单瘫。中央前回上部受损产生对侧下肢瘫痪，下部受损产生对侧面、舌或上肢的瘫痪；严重而广泛的损害可出现对侧偏瘫。

3）头眼同向运动障碍：为额中回后部的侧视中枢及其纤维损伤，刺激性病变时，头眼转向病灶对侧；破坏性病变时，头眼转向病灶侧。一般症状不持久，当意识清楚时，其症状多不存在。

4）运动性失语：为优势半球额下回后部 Broca 区（运动性语言中枢）损伤所致，患者丧失说话能力，但基本上还保留着理解语言的能力。

5）反射：额叶损害反射异常可表现为强握反射（病灶对侧手触及某物时，出现不自主的抓握反应。分自动抓握与强迫抓握）、摸索反射（患者双手不自主地在空中摸索）、猎犬反射（任何一物体放入口腔上下齿间，患者不自主地咬住该物）、紧张性跖反射（物体压迫足趾根部时出现足趾强直性屈曲，甚至足可以像手一样抓住此物品，多见于病灶对侧，偶见于同侧）；可见病灶对侧手的 Leri 反射与 Mayer 反射增强。

6）违拗现象：表现为当检查者试图改变患者身体某部的位置时，则发生拮抗肌肉的自动紧张，使检查者感到一定的抵抗力。多发生在额叶广泛受损时，尤其双侧额叶损害最为多见。

7）额叶性共济失调：约半数以上的额叶损害可发生此症。左侧与右侧额叶损害均可见到。主要以躯干性共济失调为主，表现为直立、行走，甚至坐均不能。原因为额叶与小脑的联系被破坏。

8）书写不能：孤立的书写不能症，不是运动性语言中枢损害所引起，而是优势半球额中回后部书写中枢损伤的结果。患者丧失书写能力，但保留着其余的语言功能（能说话，能听懂，能看懂）。

9）木僵状态（紧张症）：表现得像"蜡人"一样。患者的自主运动几乎完全消失，很长时间身体静止不动，处于僵卧状态。而且颜面对内外刺激均不能起反应，刺激皮肤亦无疼痛表情或防御反应。

10）额叶底部症状：福－肯综合征（Foster-Kennedy syndrome），即一侧味觉、视力下降，视神经萎缩，对侧视盘水肿；双侧视盘水肿，突然一侧视力下降；额极部的肿瘤，压迫眶及眶上裂，可损伤第Ⅲ、Ⅳ、Ⅵ对脑神经及三叉神经第一支，并可出现单侧突眼。

11）孤立性中枢性面瘫：有时可能是额叶孤立性病变。

12）自主神经功能障碍：偏瘫肢体浮肿，皮温变化等。

13）前回转发作：在额上回后部受刺激时，立即发生对侧半身肌肉痉挛抽搐，伴头眼转向病灶对侧，意识障碍。

（2）顶叶损伤

1）中央后回病变：若为刺激性病变，出现病灶对侧肢体的部分性感觉性癫痫发作，可表现为发作性蚁走感、麻木感、电击感等异常感觉，并按一定方式扩散。如扩散到中央前回运动区，可引起部分性运动性发作；若为破坏性病变，主要表现为病灶对侧肢体复合性感觉障碍，如实体觉、位置觉、两点辨别觉和皮肤定位觉的丧失，而一般感觉正常。

2）体象障碍：病变在顶、枕叶交界处，可出现病觉缺失、偏瘫忽视、幻多肢现象等。

3）失用症：失用症是指在意识清楚、语言理解功能及运动功能正常的情况下，患者丧失完成有目的复杂活动的能力。优势半球顶叶缘上回运用中枢损伤，可导致复杂技能障碍。

失用症分类：①肢体运动失用：患者不能完成有目的的复杂动作，执行指令、模仿和自发动作均受影响，多见于上肢。如前臂的伸屈、握拳、划火柴或做手势等。见于优势半球顶叶下部病变。②观念性失用：患者能够完成复杂行为中的单一或分解动作，但不能把各分解动作按逻辑顺序有机结合构成完整行为。如点火吸烟时把火柴棒放进嘴里，而将香烟当火柴棒划火柴盒。见于优势半球顶叶较广泛病变。③结构性失用：患者无个别动作的失用，也能理解空间排列的位置关系，但涉及空间结构关系的复杂行为能力受到损害。如不能模仿火柴棒排列的图案、不能模仿画图和摆搭积木等，而患者能够认识自己的错误。两侧半球顶、枕叶交界部位病变均可引起。④穿衣失用：患者不能正确穿衣裤，衣裤的内外不分，手穿衣袖困难。见于非优势半球顶叶病变。

4）格斯特曼（Gerstmann）综合征：优势半球顶叶角回皮质损害所致。临床变现为四主症：①计算不能（失算症）；②不能辨别手指（手指失认症）；③不能辨别左右（左右失认症）；④书写不能（失写症）。

5）失读症：优势侧角回损伤可导致失读症，即阅读能力丧失，多伴有书写障碍（病变程度次于额中回后部病变）。

6）后回转发作：当顶上小叶受刺激时，可出现突然对侧半球感觉异常发作，有时伴有后回转发作，为癫痫发作的表现。

7）象限性偏盲：顶叶深部病变损坏了视放射上部的纤维，可出现病灶对侧同向性下象限盲。

8）对侧半身萎缩症。

9）空间定位障碍（地理、方向）。

（3）颞叶损伤

1）感觉性失语：为优势半球 Wernicke 区（感觉性语言中枢）损伤所致。该区域损害，患者丧失理解语言的能力。听到的词与句不能与相应的形象、概念或事物联系起来，患者完全不能理解语言，就好像用他不懂的语言同他谈话一样。用谈话和这种患者联系是异常困难的，他不明白你希望他做什么。与运动性失语症不同，感觉性语言中枢损害的患者能够说话，但讲得不正确，讲错词，所问非所答，也称错语症。

2）听觉障碍：听觉中枢位于颞上回与颞横回。听觉中枢刺激性病变可产生幻听；破坏性病变在单侧不引起耳聋，双侧损害可致耳聋。

3）嗅、味觉障碍：嗅觉中枢位于海马旁回，味觉中枢位于其邻近部位。刺激性病变为嗅、味幻觉；双侧破坏性病变可出现嗅、味觉减退，一侧嗅、味觉中枢损害不产生明显嗅、味觉障碍，因一侧皮质中枢与双侧末梢神经联系之故。

4）命名性失语：又称健忘性失语、遗忘性失语，为颞中回后部（也有认为是颞中、下回后部及其与顶下小叶交界处）损害所致。患者丧失对物品命名的能力，对于一个物品，只能说出它的用途，说不出它的名称。如对"茶杯"，患者只能说出它是"喝水用的"，但说不出这是"茶杯"。如果告诉他这叫"茶杯"，患者能复述，但过片刻又忘掉，所以也称健忘性失语。

5）共济失调：主要为颞叶－脑桥－小脑束损害之故。主要是躯干性共济失调，表现为行、走、坐、立不能。用病灶对侧的手试验时，可发生向对侧指空现象。

6）视野变化：颞叶深部病变，损害了视放射，可出现病灶对侧同向性上象限盲。

7）眩晕发作：为颞叶弥散性病变。在颞叶有前庭神经的投射区，故颞叶病变可出现眩晕，常伴有幻听。前庭皮质性眩晕发作往往为颞叶特有的症状。

8）音乐障碍：优势侧颞上回前部损害。患者不能唱歌，也听不懂别人唱歌。

9）颞叶癫痫：症状复杂，可出现神志恍惚、语言错乱、精神运动性兴奋、情绪和定向力障碍、幻觉、错觉、记忆力缺损等。基本症状为记忆力障碍。自动症为颞叶癫痫的一种，发作时可出现不受意识支配的活动，如伤人、毁物、自伤、冲动、裸体等精神兴奋表现以及其他无目的的活动，如口唇乱动、咀嚼、吞咽、头眼扭转、摄食行为异常等。其他还可出现梦幻感、惊恐、复视症、巨视症、环境熟悉感、环境生疏感等颞叶癫痫表现。

（4）枕叶损伤

1）视觉中枢病变：刺激性病变可出现幻视或复杂感觉；破坏性病变可出现对侧同向性偏盲、象限盲及皮质盲。

2）视觉认识不能：表现为患者不是失明，完全可以看到物体，并能绕过障碍物走，但丧失了根据物体形状认出物品的能力。但用手触摸可辨别出来。

3）头眼同向运动障碍：刺激性病变头眼转向病灶对侧，一般很少出现。

7. 大脑半球的内部构造和功能　大脑半球的内部结构包括胼胝体、脑室及基底神经节和内囊等。

（1）胼胝体：为连接两半球的纤维。

（2）基底神经节：包括豆状核及尾状核。豆状核又可分为外部的壳核及内部的苍白球，壳核和尾状核称为新纹状体，苍白球称为旧纹状体。纹状体是锥体外系的组成部分，参与躯体随意运动的调节，调节肌张力，还可调节体温及糖代谢。此外，还可管理丘脑下部自主神经中枢。旧纹状体损伤（如脑动脉硬化）时则表现为肌肉强直，随意运动少，面部肌肉呈无表情状态，头部或肢端出现震颤，即帕金森病。新纹状体损伤时则表现为肌张力减退，出现不自主的无规律的过多过快的震颤，称为舞蹈症。

（3）内囊（图2-18）：位于丘脑和豆状核与尾状核之间的狭窄区域，是自皮质下行的神经纤维至皮质上行纤维的通路。在脑的水平面上呈＞或＜形，分前肢、后肢及两肢交接的膝部。脊髓的上、下行传导束在内囊有定位关系，皮质脊髓束通过膝部；皮质脊髓束在内囊后肢的前方，再向后为皮质红核束、丘脑皮质束、听辐射及视辐射传导束通过。当内囊有病变时（出血压迫内囊）可以出现对侧半身运动瘫痪，感觉障碍和对侧同向偏盲。

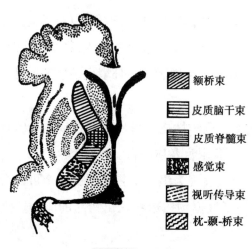

图例：
- ▨ 额桥束
- ▤ 皮质脑干束
- ▤ 皮质脊髓束
- ▨ 感觉束
- ▨ 视听传导束
- ▨ 枕-颞-桥束

图2-18 内囊

（4）丘脑及丘脑下部：丘脑本部接受感觉纤维。从脊髓上行的感觉纤维如脊髓丘脑束、薄束及楔束以及延髓上行的三叉神经脊髓束等在丘脑进行交替，换单元后经内囊后肢（为丘脑辐射）至中央后回（皮质感觉区）发出纤维。因此，丘脑本部是感觉纤维的第三级中继站。

丘脑下部为内脏活动及内分泌活动的中枢，同时也参与情绪活动。丘脑下部经中脑中央灰质及网状结构中继（交替）后发出下行纤维，可至脑干的副交感节前神经核团，也可到达脊髓的交感和副交感节前神经核团，丘脑下部通过此路控制内脏的活动。

（二）间脑

间脑位于中脑和大脑半球之间，其上部被大脑半球覆盖，其外侧与大脑半球的实质相连。在间脑中间有一矢状裂隙，叫第三脑室。间脑可分为丘脑、丘脑后部和丘脑下部。

1. 丘脑 丘脑在间脑的背侧部分，是一对卵圆形的灰质团块，其外侧紧邻内囊，其下方接下丘脑与丘脑下部分界。全身的感觉冲动，除了嗅觉和视觉外，都先传入丘脑更换神经元后，再传到大脑皮质。故丘脑是皮质下高级感觉中枢。一侧丘脑损伤，可引起对侧半身的感觉障碍。

2．丘脑后部　位于丘脑后端外下方的两对小隆起，分别叫内侧膝状体和外侧膝状体，与听觉和视觉传导有关，然后再投射到大脑。

3．丘脑下部　位于下丘脑沟的下方，包括视交叉、灰结节和脑垂体。丘脑下部是重要的自主神经系统皮质下中枢（前部是副交感神经中枢，后部是交感神经中枢），并与物质代谢、体温及内分泌活动的调节等有着密切的关系。如受损时，可出现尿崩症、睡眠和体温调节障碍等。

（三）脑干

脑干由延髓、脑桥和中脑三部分组成。脑干为第Ⅲ至Ⅻ对脑神经进出脑的部位。中脑含第Ⅲ、Ⅳ对脑神经及其核团；脑桥含有第Ⅴ、Ⅵ、Ⅶ、Ⅷ对脑神经及其核团；延脑（延髓）含有Ⅸ、Ⅹ、Ⅺ及Ⅻ对脑神经及其核团（图 2-19）。

脑干除脑神经核团外，还有较大面积的网状结构，是个较为复杂的区域，联系也比较广泛。在进化上网状结构比较古老，保持着多突触联系的形

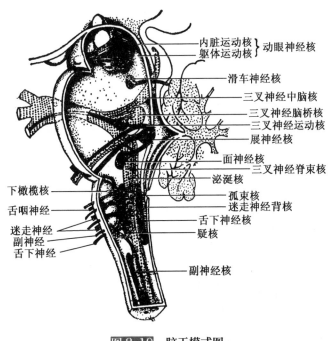

图2-19　脑干模式图

态特征，接受来自各种感觉传导系的信息，传出纤维直接或间接地联系中枢各级水平。网状结构在功能上还参与多方面的重要功能，如睡眠、觉醒、调节肌力、调节内脏活动等。网状结构的中缝核群（自延髓至中脑），其细胞内含有神经递质 5- 羟色胺。5- 羟色胺是镇痛的递质，可以起镇痛作用。

（四）小脑

小脑由小脑蚓和小脑半球组成。经三对小脑脚与延髓、脑桥、中脑相联系，位于颅后窝。上面相隔小脑幕，与大脑枕叶相邻，其下方是脑桥和延髓。小脑表层灰质叫小脑皮质，内部白质称髓质，埋在髓质中央的灰质核为小脑核。

小脑的功能是：维持身体的平衡，调节肌张力，协调运动。

（五）血液供应及脑脊液循环

1．脑的动脉 可分为两大系统，即来自颈内动脉及椎动脉。颈内动脉发出供应大脑半球内侧面的大脑前动脉，还发出大脑中动脉及前交通动脉；大脑中动脉分布于大脑半球外侧面，前交通动脉则连接左右大脑前动脉。此外，颈内动脉还发出后交通动脉及脉络丛前动脉，后交通动脉连接两侧大脑后动脉，脉络丛前动脉则组成脉络丛进入脑室，供应内囊及尾状核。椎动脉穿过颈椎横突孔，经枕骨大孔入颅腔，在脑桥合成基底动脉。基底动脉发出小脑下前动脉及小脑下后动脉，分别供应小脑的下面及延髓；基底动脉还发出供应小脑上面的小脑上动脉。迷路动脉及桥支供应脑桥及第Ⅷ对脑神经。

此外，基底动脉还发出大脑后动脉，供应枕叶及颞叶底面。大脑前动脉、大脑中动脉，前交通动脉、大脑后动脉及后交通动脉组成了大脑基底动脉环（Willis 环）（图 2-20～图 2-24）。

2．脑的静脉 有深浅两部分，不与动脉伴行。深静脉在脑实质内，浅静脉在脑组织表层。深浅两部分皆汇入大脑大静脉，最后注入直窦（图 2-25）。

3．脑室及脑脊液循环 脑脊液在中枢神经系统内起调节作用，运送营养物质至脑细胞，并带走其代谢产物；脑脊液充满蛛网膜下腔，形成脑的水垫，以免震动时与颅骨直接接触，还可以调整颅内的压力。脑脊液主要由侧

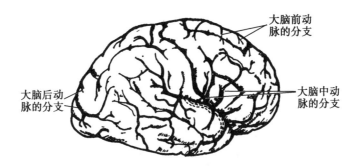

图 2-20 大脑半球背外侧面的主要动脉及血液供应

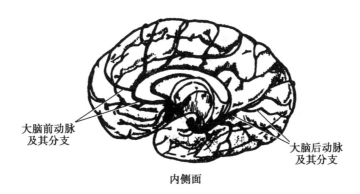

内侧面

图 2-21 大脑半球内侧面的主要动脉

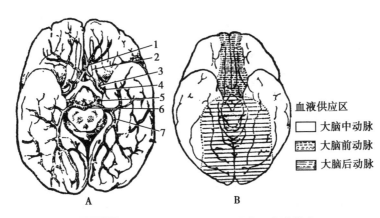

图 2-22 大脑半球底面的主要动脉及血液供应

A.大脑底面的动脉：1.前交通动脉；2.大脑前动脉；3.颈内动脉；4.大脑中动脉；5.后交通动脉；6.基底动脉；7.大脑后动脉。B.大脑前、中、后动脉在脑底面皮质上的血液供应区域

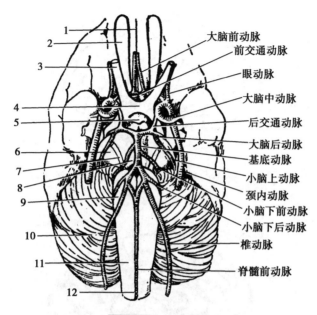

图 2-23　脑底动脉

1. 大脑纵裂；2. 嗅束；3. 视神经；4. 视交叉；5. 脑垂体；6. 脑桥；7. 展神经；8. 基底沟；
9. 锥体；10. 小脑；11. 脊髓；12. 前正中裂

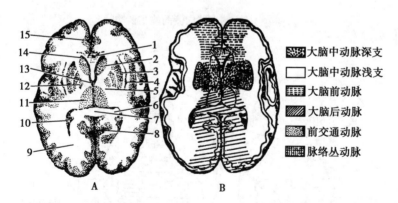

图 2-24　大脑深部的动脉血液供应

A.大脑的水平切面：1. 胼胝体膝；2. 尾状核；3. 壳；4. 屏状核；5. 内囊；6. 海马；7. 穹隆连
合；8. 距状裂；9. 视放线；10. 侧脑室脉络丛；11. 丘脑；12. 苍白球；13. 第三脑室；
14. 侧脑室前角；15. 大脑纵裂。B.来自各动脉干的血液供应区

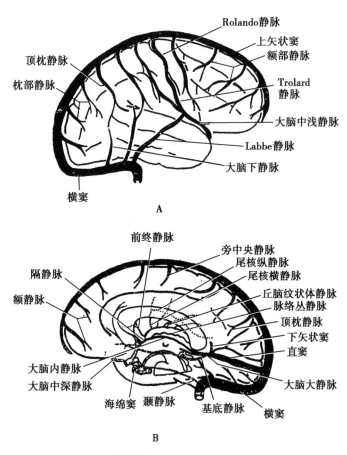

图 2-25　大脑半球的静脉

A. 大脑半球上外侧面；B. 大脑半球内侧面

脑室和第三、四脑室的脉络丛产生。此液从侧脑室经室间孔入第三脑室，向下流入中脑导水管及第四脑室，并经第四脑室正中孔及外侧孔流入蛛网膜下腔。再经蛛网膜颗粒吸入上矢状窦，入静脉。如脑脊液循环的通路发生阻塞时，可引起颅内压增高或脑积水（图 2-26）。

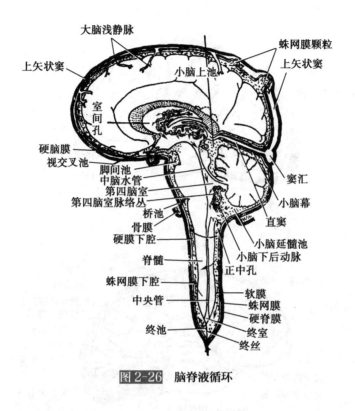

图 2-26 脑脊液循环

（六）主要传导束

1. 感觉传导束

（1）痛温觉：从皮肤感受器→后根神经节 1 级神经元→后根→脊髓后角 2 级神经元→白质前联合交叉→对侧脊髓丘脑侧束→丘脑腹后外侧核 3 级神经元→丘脑皮质束→感觉皮质（图 2-27）。

（2）深部感觉：从肌肉、关节、肌腱深部感受器→后根神经节 1 级神经元→后根→脊髓后索（薄束、楔束）→延髓薄束、楔束 2 级神经元交叉→对侧内侧丘系→丘脑腹后外侧核 3 级神经元→丘脑皮质束→内囊后肢→感觉皮质。

（3）触觉：皮肤触觉感受器→后根神经节 1 级神经元→后根，一部分与深部感觉同行，一部分在后角固有核换 2 级神经元至对侧脊髓丘脑前束索→脊髓丘脑前束→脊髓丘脑束→丘脑腹后外侧核。

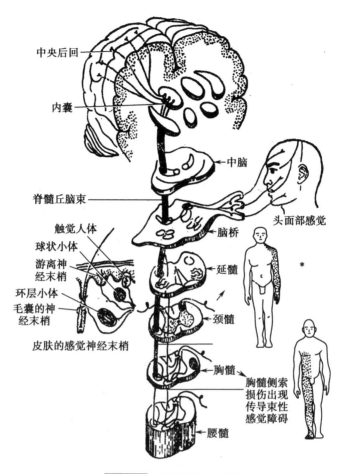

图 2-27　浅感觉传导通路
*颈髓后角损伤出现节段性感觉障碍

（4）面部感觉：由三叉神经传入，深部感觉经中脑核、触觉经主核（脑桥核），痛温觉经脊束核到对侧三叉丘系至丘脑，经内囊到感觉皮质。

2．锥体束

（1）皮质脊髓束：大脑皮质→内囊前肢→脑干→延髓下端，一部分不交叉至皮质脊髓前束→对侧前角换细胞（少部分到同侧），大部分交叉到对侧皮质脊髓侧束→前角换细胞，换细胞后→后根→随意肌。

（2）皮质脑干束：大脑皮质→内囊前肢→脑干，交叉到对侧，部分到同侧脑干运动神经核换细胞，组成脑神经→头面部随意肌（图 2-28）。

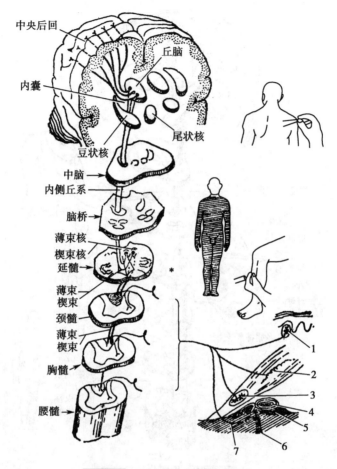

图 2-28　深感觉和触觉传导通路

*颈髓后索损伤出现颈部以下深感觉（左图）鉴别触觉（上图）和震颤觉（下图）障碍
1.触觉小体神经；2.肌梭；3.神经腱梭；4.环层小体；5.关节囊；6.关节腔；7.骨

第三章

经颅重复针刺刺激疗法
穴区的选择与定位主治

第一节　穴区的选择

经颅重复针刺刺激疗法的穴位（区）选择与传统腧穴不同。

首先，在本疗法中，我们把选择的针刺部位称为穴区，而穴区的实质即是大脑功能定位区在头皮的投影。目前，我们根据 Brodmann 分区法，在头皮表面选择了 17 个区、2 个穴，基本涵盖了全脑的功能。临床中，应根据患者病情，了解造成疾病或障碍的脑功能区，选择相对应的穴区即可。

其次，我们在这里要强调说明：本法选择的针刺部位是区，而不是传统腧穴线、点的概念，这符合大脑解剖生理功能的特点。也就是说，针刺部位在一定范围内可调节，保持穴区的总体准确即可。因此在临床实践中，我们认为针刺手法更重要，并据此提出"宁失其穴，不失其法"的原则。

虽然穴区具有一定的可塑性，但也不是没有特异性。在临床实践中，穴位（区）的选择与疗效之间还是有较强的相关性。实验表明，在远离"运动区"以外的区域，如"锥体外系区""自主神经区"施行经颅重复针刺刺激手法，也能引出诱发电位，但需要捻转的时间远远超过在"运动区"的针刺时间，且引出的波幅也明显低于"运动区"的波幅。因此，我们认为头部针刺穴（区）的作用是有相对特异性的。这也提示我们在进行穴区的选择时，还是要保持总体的准确性。

第二节　穴区的定位主治

穴区的定位是建立在传统骨度分寸与大脑功能定位相结合的理论体系上。定位穴区需要明确三条标准线：前后正中线、眉枕线和额前线。这三条线具有传统骨度分寸的特点：头颅的大小决定了这三条线的长度。

穴区定位的标准线：

前后正中线：眉心（即两眉毛之间的印堂穴）至枕骨粗隆下缘（即风府穴）的连线。

眉枕线：眉毛中点上缘与枕骨粗隆高点的连线。

额前线：额前部两个额骨结节之间的连线。

一、运动区

【定位】

运动区上点：前后正中线连线的中点后 0.5cm 为运动区上点。

运动区下点：眉枕线与颧弓引一垂线，交于发际处，为运动区下点。

把运动区上点与运动区下点连接起来，连线区域称为"运动区"。运动区可分为三段，上 1/5 为运动区上段、中 2/5 为运动区中段、下 2/5 为运动区下段（图 3-1、图 3-2）。

运动区对应于大脑额叶中央前回的皮质运动区，向下发出锥体束。主宰人体对侧半身的随意运动，功能分布呈倒人形。

对应大脑额叶前回区 0.5 ～ 1.0cm 的宽度，针刺要求在这个范围之内均可。

【主治】

皮质或锥体束损坏引起的各种瘫痪，如偏瘫等。一般运动区上段主治对侧下肢躯干运动障碍，运动区中段主治对侧上肢运动障碍，运动区下段主治对侧头面部、构音吞咽相关运动障碍。

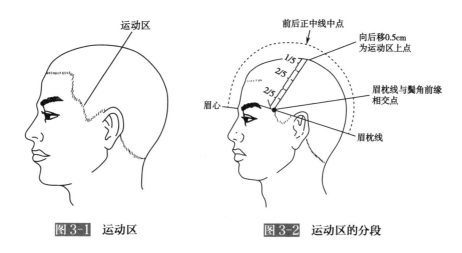

图3-1　运动区　　　　　　图3-2　运动区的分段

二、感觉区

【定位】

运动区向后 1.5cm，上点起于正中线，下点终于眉枕线，二者连线区域为感觉区（图3-3）。

感觉区对应大脑顶叶中央后回的皮质感觉区。大脑皮质运动区的功能分布呈倒人形，皮质感觉区亦如此，所以感觉区在取穴上可参考运动区的倒人形分段原则。

【主治】

对侧半身感觉障碍，感觉异常，麻木，疼痛，感觉性皮质癫痫。

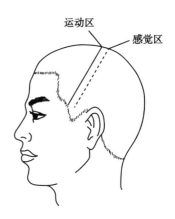

图3-3　感觉区

三、舞蹈震颤区

【定位】

运动区向前 1.5cm 的连线区域为舞蹈震颤区（图 3-4）。舞蹈震颤区对应大脑第 6 区，即锥体外系区，位于额上回。

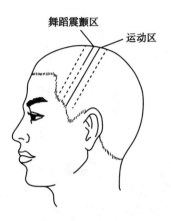

图 3-4　舞蹈震颤区

【主治】

锥体外系损伤产生的各种不自主运动，如帕金森病，特发性震颤，多动症，舞蹈症，肌张力障碍如痉挛性斜颈、梅热综合征（特发性眼睑痉挛 – 口下颌肌张力障碍综合征）、书写痉挛综合征等。

四、血管舒缩区

【定位】

运动区向前 3cm，即舞蹈震颤区向前 1.5cm 连线的上三分之一区域为血管舒缩区，也称自主神经区（图 3-5）。

血管舒缩区对应大脑皮质第 8 区，位于额上回。

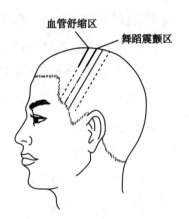

图 3-5　血管舒缩区

【主治】

高血压，多汗症，皮层性水肿，自主神经紊乱等自主神经障碍性疾病。

五、足运感区

【定位】

在运动区上点旁开 0.5cm，向后 1.5cm 平行于前后正中线的连线，也就是把运动区和感觉区连在一起，这个连线区域为足运感区，又称旁中央小叶区。其宽度约为 0.5 ～ 1cm（图 3-6）。

足运感区对应大脑的旁中央小叶，与中央前、后回足的运动与感觉代表区。旁中央小叶为人的尿便调节中枢。

【主治】

压力性尿失禁，白质脑病导致的尿失禁，小儿夜尿症；尿频，尿潴留，脊髓损伤导致的尿便障碍，尿道综合征，肛门直肠痉挛综合征；腰痛，双下肢感觉异常（包括麻木与疼痛），双下肢瘫痪，不宁腿综合征等。

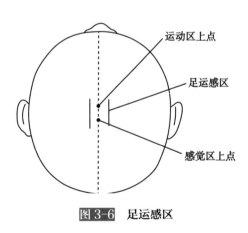

图 3-6　足运感区

六、认知情感区

【定位】

在前额部。额前线与前后正中线交点，作为额区中心点，从此中心点沿前后正中线上下各引出 1.0cm 线段，再取左右旁开延长线经过目内眦的平行线段。取三条平行线段所在区域为认知情感区，又称额区、情感区（图 3-7）。

认知情感区对应大脑额叶额极部，是主宰人体精神、认知、情感、智能活动的区域。

【主治】

各种精神、认知、情感障碍，包括痴呆，记忆减退，注意力障碍，强哭强笑，违拗，焦虑，抑郁，强迫，失眠或多眠等。还能治疗额叶性共济失调、尿便行为异常等。

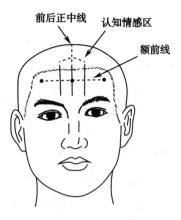

图 3-7　认知情感区

七、语言一区

【定位】

运动区下 1/4 区域为语言一区（图 3-8）。

语言一区对应大脑优势半球额叶额下回后部。该部位大脑皮质主管运动性失语症，患者保留理解语言的能力，失去回答与组合语言的功能，为大脑优势半球额叶额下回后部运动性语言分析器的病变。

【主治】

运动性失语症。

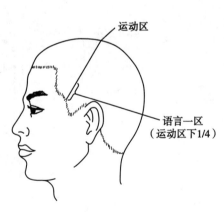

图 3-8　语言一区

八、语言二区

【定位】

耳尖之上 1.5cm，取水平向后延伸的 4cm 线段，该线段区域称为语言二区（图 3-9）。

语言二区对应大脑优势半球颞叶颞上回后部，该部位为感觉性语言分析器。如病变产生感觉性语言障碍，患者失去理解语言的能力，保留说话的能力，所答非所问。

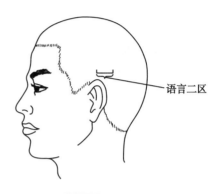

图 3-9 语言二区

【主治】

感觉性失语症。

九、语言三区

【定位】

在颞部耳尖水平处向后引一 4cm 长水平线段，该线段区域为语言三区（图 3-10）。

语言三区对应大脑优势半球的颞中回后部，主管命名性语言功能，该处病变产生命名性失语症，患者能说出物体的使用方法，不能叫出名字。

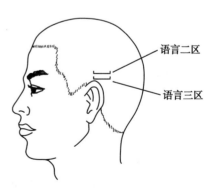

图 3-10 语言三区

【主治】

命名性失语症。

十、晕听区

【定位】

位于耳尖直上 1.5cm，以此点为中心向前后各延伸 2cm 水平线段的区域称为晕听区，又称为前庭神经代表区（图 3-11）。

晕听区对应大脑前庭中枢与听觉中枢功能区。该区病变主要产生眩晕与听觉障碍。

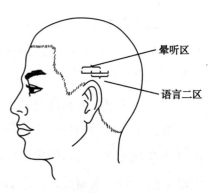

图 3-11　晕听区

【主治】

眩晕，突聋，耳鸣；以及后循环障碍产生的眩晕，良性位置性眩晕（耳石症），梅尼埃病等。

十一、视区

【定位】

在枕骨粗隆上 4cm，平行前后正中线旁开 0.5～1cm 向下延伸 1.5cm 线段的区域，称为视区，又称大脑枕叶区，左右各一区（图 3-12）。

该区对应枕叶视觉皮质，主管视觉功能。

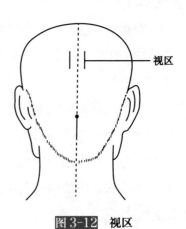

图 3-12　视区

【主治】

视觉皮质与视神经病变引起的视觉障碍、视神经炎、视网膜和一些眼底疾病，高度近视；以及脑梗死、脑出血引起的全盲、偏盲、象限性偏盲、视野缺损、视力障碍等。

十二、平衡区

【定位】

在枕骨粗隆下缘，前后正中线旁开 3.5cm 向下引平行于前后正中线 1.5cm 的线段，左右各一，此区域称为平衡区，又称小脑区（图 3-13）。

该区对应小脑。

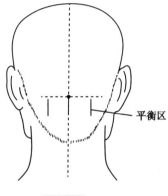

图 3-13　平衡区

【主治】

小脑病变引起的共济失调，小脑后下动脉梗死，橄榄体脑桥小脑变性，小脑萎缩等小脑病变。

十三、脑干区

【定位】

在前后正中线上，枕骨粗隆下缘上 2cm 处，向下取 1.5cm 线段，宽度在 0.5 ～ 1cm 的区域称为脑干区（图 3-14）。

该穴区对应脑干，包括中脑、脑桥、延髓。

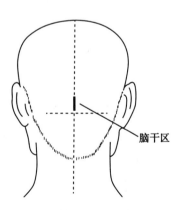

图 3-14　脑干区

【主治】

脑干梗死等病变；延髓麻痹；脑神经病变，如展神经、面神经、动眼神经麻痹等。

十四、运用区

【定位】

从顶结节起引一垂线段，以及在该线段前后分别取夹角为 40° 的两条线段，长度均为 3cm，为运用区，又称使用区（图 3-15）。

该穴区对应大脑顶叶的顶下小叶缘上回。

【主治】

左侧（优势侧）主治失用症；右侧（非优势侧）主治体象障碍中的病觉缺失、幻肢症等。

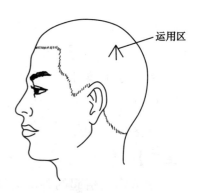

图 3-15　运用区

十五、失认区

【定位】

从顶结节引一条前后正中线的平行线，从顶结节沿该线向后 2cm 处，向下取 3cm 长的线段（图 3-16）。

该区对应大脑顶叶的顶下小叶角回部。优势侧（左侧）与语言计算、书写、左右定向力等相关；非优势侧（右侧）与视空间认知功能关系更大。

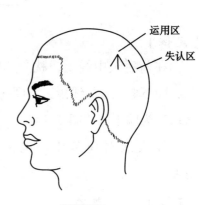

图 3-16　失认区

【主治】

优势侧（左侧）主治失读症，格斯特曼综合征，包括手指失认症（不能辨别手指）、失算症（计算不能）、失写症（书写不能）和左右失认症（不能辨别左右）等；非优势侧（右侧）主治体象障碍中的偏侧忽视、自体认识不能等。

十六、胃区

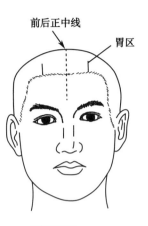

图 3-17　胃区

【定位】

瞳孔正视时直上 1.5cm，向上平行于前后正中线 1.5cm 线段的区域，左右各一（图 3–17）。

该区对应消化系统在大脑皮质的投射区。

【主治】

消化系统疾病，如呃逆、呕吐、胃痛、胃轻瘫等。

十七、泌尿生殖区

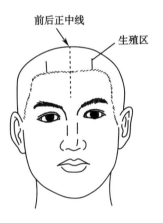

图 3-18　泌尿生殖区

【定位】

目外眦直上 1.5cm，平行于前后正中线，向上延伸 1.5cm 的线段区域（图 3–18）。

该区对应泌尿生殖区。

【主治】

尿急，尿潴留，痛经，月经不调，多囊卵巢综合征等疾病。

十八、百会穴

【定位】

在头部，当前发际正中直上 5 寸，或两耳尖连线的中点处。

【主治】

中风，癫痫，晕厥，脱肛等多种神经系统疾病和内科疾病，有回阳救急的作用。

十九、宁神穴

【定位】

印堂和神庭连线中点。

【主治】

该穴具有认知情感区的功能，轻型的认知情感障碍可选此穴。

最后附上头部穴区的总图（图3-19～图3-21），以方便大家理解记忆。我们再强调一下，以上这些穴区并不是线和点的概念，每个部位都有一定的可塑性，范围在 0.5～1cm。

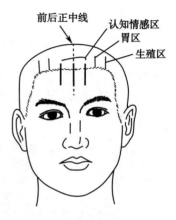

图3-19 头部穴区前视图

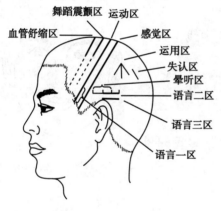

图3-20 头部穴区侧视图

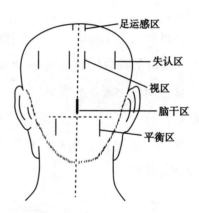

图3-21 头部穴区穴后视图

第四章

经颅重复针刺刺激疗法的
操作手法与技巧

经颅重复针刺刺激疗法是在头针疗法基础上发展起来的新的经颅刺激技术。在临床治疗上，既有传统的针刺操作技巧，又有其独特的操作规范。

针刺操作手法是经颅重复针刺刺激疗法的关键，所以本书在前面提到"宁失其穴，不失其法"的原则，即在选择穴区上可以不用以点线绝对定标，针刺在穴区内即可。但手法操作必须按照要求标准实施，只要手法正确，也会获得同样的疗效。反之，穴位选择再准确，没有正确的手法也不会获得应有的疗效。这一点已经获得大量临床实践的证明。

传统毫针刺法的基本行针手法包括提插和捻转。行针手法的目的在于"得气"，这是进一步实施针刺补泻的前提。在"得气"基础上，根据提插的快慢、深浅，以及捻转的快慢、方向等演变出来单式与复式补泻各种复杂手法，最后产生治疗效果。正如《灵枢·九针十二原》所载："刺之要，气至而有效，效之信，若风之吹云，明乎若见苍天"。

经颅重复针刺刺激疗法也要先"得气"，这是实施下一步强化刺激手法的前提。如何达到有效刺激量是决定临床疗效的基础。我们通过大量的临床实践与相关试验得出，若要获得有效刺激量，应按如下规范标准实施：即在"得气"的基础上增加持续捻转，保持捻转频率（次数）为每分钟200次以上，且捻转时间为3～5分钟。简言之，捻转次数＋刺激时间＝刺激量。这样反复积累获得的有效刺激量，所产生的刺激信号可通过高阻抗的颅骨直接作用于大脑。而初步"得气"所产生的针刺信号是通过外周神经传入大脑的，其疗效达不到经颅重复针刺刺激疗法的效果。

从这个角度看经颅重复针刺刺激手法，有些类似传统毫针刺法中的复式补泻手法。如传统手法的九六补泻、阴中引阳、阳中引阴、烧山火、透天凉等，都是在"得气"的基础上增加提插与捻转的次数，以增强刺激效果，最终实现有效治疗的目的。

在运用本法操作过程中，当针刺入头皮下、大脑功能定位在头皮投射的区域时，予以长时间、快速的捻转，所产生的刺激信号，我们推测是一种生物电信号。当刺激量足够大时，其产生的生物电信号达到一定强度，可以穿过颅骨而作用于大脑，达到调节脑功能和治疗脑病的作用。我们认为这是个复杂的生理、病理变化过程。对此进一步的研究，或将揭示头针疗法的作用机制。

第一节　针刺前准备

一、针具

1．**针具准备**　临床一般选用 0.30mm × 25mm 和 0.30mm × 40mm 两种型号的不锈钢毫针。为了保证针具质量，针刺前需检查针具，要求毫针针尖锋利，针柄牢固，针体端直，无锈蚀和折痕。为避免交叉感染，应使用一次性无菌针灸针。

2．**针具选择**　毫针的长度，可根据患者的年龄、体质和治疗部位等加以选择。一般而言，小儿前额及头部均用 0.30mm × 25mm 针灸针；成人前额部选用 0.30mm × 25mm 针灸针，头部选用 0.30mm × 40mm 针灸针。

二、体位

1. 经颅重复针刺刺激疗法治疗时，患者一般取正坐位。

2. 若患者身体虚弱或有晕针史，亦可采用仰卧位。

3. 婴幼儿可嘱其家长怀抱正坐。

4. 对于一些有特殊情况的患者，其体位可灵活掌握。

三、消毒

1. **术区消毒**　针刺治疗前，一般要求患者把头皮清洗干净。针刺部位可用 75% 乙醇棉球擦拭，以免引起感染。

2. 术者双手常规消毒。

四、暴露治疗部位

可根据治疗部位的选择，在针刺前暴露头皮，分开局部头发。同时，对局部有感染、瘢痕者，应避开该处进针。

第二节　进针法

一、进针手法

同传统进针手法，术者可自行选择。

1. 针刺的角度　一般以针体与皮肤成 15° 左右夹角为宜，即平刺法。如此则易于操作，患者痛感轻，临床较易获效。若角度过小，针身易刺入肌层；而角度太大，则针身易刺入骨膜。以上两种情况均可产生较强疼痛，影响治疗效果。

2. 针刺的深度　宜根据患者具体情况而定。通常情况下，针刺入帽状腱膜下层后，使针体平卧，捻针时无明显阻滞、疼痛感为宜。针刺深度一般为 1 ～ 1.5 寸。

注意：婴幼儿宜浅刺。

三、针刺方向

术者可根据具体情况自行选择，无特殊要求，以适宜捻针为宜。

第三节　操作手法

一、持针姿势

在针体进入帽状腱膜下层后，术者肩、肘、腕关节和拇指固定不动，以保持针体不能上下移动。食指第一、二节呈半屈曲状，用食指第一节的桡侧面与拇指第一节的掌侧面持住针柄，然后食指掌指关节做快速屈伸运动。

二、捻针频率和时间

我们做经颅重复针刺刺激疗法的刺激量研究，要求使针体快速旋转，捻转频率为每分钟 200 次以上。其特点是速度快、频率高、易激发针感，能在较短时间内达到有效刺激量。

针刺刺激量如何量化一直是针灸学领域重点研究但尚未解决的课题。"得气"是传统针灸手法的量化标准，故有"气至而有效、气不至而无效"的论断。但"得气"也是建立在患者和术者的主观感觉上，如患者针下有酸、麻、胀、重的感觉，术者有针下沉紧的感觉（如鱼吞钩饵之沉浮），等等。

经颅重复针刺刺激疗法的刺激量量化标准是：捻转频率 + 捻转时间。

捻转的频率和时间，各家意见基本一致，频率为每分钟 200 次以上，时间是 1 ～ 5 分钟。我们为什么把捻转时间定在 3 ～ 5 分钟？在"经颅重复针刺运动诱发电位"的课题研究中，我们发现针刺能够引出运动诱发电位，并且与经颅电、磁刺激引出的运动诱发电位波形基本一致。但针刺是一种机械性刺激，需要达到一定的量，累积的刺激量产生的刺激信号才可以穿过高阻抗的颅骨而直接作用于大脑。

从进针的感觉到引出运动诱发电位，这个过程（即捻针的过程）试验的记录是 3 ～ 5 分钟，称为"潜伏期"。这和经颅电、磁刺激运动诱发电位不同，后两者的刺激是一对一的，潜伏期极短，几乎测不到。而针刺是一种机械性刺激，需要一个积累过程才能达到经颅的刺激量。为什么时间是 3 ～ 5 分钟？我们研究的结果显示：不同年龄对针刺的敏感程度不一样，年轻人在 3 分钟即可引出运动诱发电位，而老年人则需要 5 分钟才能引出运动诱发电位。因此，在捻转频率不变的条件下，把手法操作时间定为 3 ～ 5 分钟。另一个结论是，15 ～ 30 分钟后再实施上述手法。因为我们的研究结果发现，针刺运动诱发电位存在后作用，也就是说把针取下来仍存在运动诱发电位波形，不同年龄组持续时间不同，这和经颅电、磁刺激运动诱发电位有本质的区别。

综上所述，经颅重复针刺刺激疗法的规范操作手法为针体进入帽状腱膜下层后，持针捻转，频率为每分钟 200 次以上，持续时间 3～5 分钟。

第四节　留针和出针

一、留针

留针是指针刺入腧穴行手法后，将针留置穴位皮下的方法。留针是针刺过程中的重要步骤，通过留针可以加强针感并且便于继续行针施术。

（一）留针的方法

1．**静留针**　在留针期间不再施行任何针刺手法，让针体安静而自然地留置在头皮内。《素问·离合真邪论》曰："静以久留，以气至为故"。一般情况下，本疗法留针时间在 15～30 分钟。如症状严重、病情复杂、病程较长者，可留针 3～6 小时。本疗法长期留针，并不影响肢体活动和正常生活，在留针期间可嘱患者正常活动和生活，有提高临床疗效的作用。

2．**动留针**　在留针期间内，间歇重复施行相应手法，以加强刺激，在较短时间内获得即时疗效。一般情况下，每 30 分钟重复手法操作 1 次，每次 3 分钟左右，共 3 次。经颅重复针刺刺激疗法，我们主张动留针，即在留针过程中，每隔 30 分钟至 1 小时重复捻转。

（二）注意事项

1．**因人而宜**　体弱者留针时间较短，体壮者可适当延长留针时间。婴幼儿和严重精神病患者，以及其他难于合作者，不宜留针。

2．**因时而宜**　夏季天气炎热，不宜久留针；冬季气候寒冷，适宜久留针。

3．**因病而宜**　病情轻或经治疗症状已消失者，不宜留针或可短时间留针；病情重、症状顽固者宜久留针。

4．**注意安全**　留针期间嘱患者及家属注意安全，不要碰触留置在头皮下的毫针，以免折针、弯针。对需要长期留针而又有严重心脑血管疾病者，须加强监护，以免发生意外。

留针时，针体宜稍露出头皮，如局部不适，也可稍稍退出 1～2 分。

二、出针

一般要求缓慢出针至皮下，然后迅速拔出，拔针后必须用干棉球按压针孔，以防出血。头发较密部位常易忘记所刺入的毫针，需反复检查，以免后患。

临床上，出针前如再次行针，同时配合按摩、导引等治疗，常可提高疗效。

第五节　临床操作技巧

1．**遵循次序**　如果想要有良好的效果，不能没有手法，也不能只有普通手法，必须在得气基础上，实施经颅重复针刺的规范手法。

2．**有效刺激**　按规范操作刺入穴区部位，得气后，每分钟200次以上的频率、持续捻转 3～5 分钟为经颅重复针刺刺激疗法的有效刺激量。

3．**明定穴区**　在操作前应熟悉穴区的定位及功能主治，保证穴区位置的总体准确性。

4．**重在手法**　手法的重要性一定要摆在前面，"宁失其穴，不失其法"。应了解穴区不只是一个点或一条线，只要保证穴区选择的总体准确性，按规范手法操作，先针刺得气，再应用经颅重复针刺手法，达到有效刺激量，即可产生疗效。

5．**即刻效应**　有效的刺激量会产生即刻效果，正如古人所描述的那样："夫善用针者，取其疾也，犹拔刺也，犹雪污也，犹解结也，犹决闭也。疾虽久，犹可毕也。言不可治者，未得其术也。"要有信心，认真实践。

第五章

经颅重复针刺刺激疗法的
临床应用

第一节　脑血管病

一、脑梗死

脑梗死，又称缺血性脑卒中，是指因脑部血液供应障碍，缺血、缺氧所导致的局限性脑组织缺血性坏死或软化。脑梗死的临床常见类型有脑血栓形成、腔隙性梗死和脑栓塞等，脑梗死占全部脑卒中的 80% 左右。与其关系密切的疾病有：糖尿病、肥胖、高血压、风湿性心脏病、心律失常、各种原因的脱水、各种动脉炎、休克、血压下降过快过大等。脑梗死作为一种突发性脑部疾病，可发生于任何年龄段，坏死程度因血栓部位及大小不同而有差别。多见于 45 ～ 70 岁中老年人。发病较急，多无前驱症状。不仅给人类健康和生命造成极大威胁，而且给患者、家庭及社会带来极大的痛苦和沉重的负担。

【临床表现】

脑梗死的临床症状复杂，它与脑损害的部位、脑缺血性血管大小、缺血的严重程度、发病前有无其他疾病，以及有无合并其他重要脏器疾病等有关，轻者可以完全没有症状，即无症状性脑梗死；也可以表现为反复发作的肢体瘫痪或眩晕，即短暂性脑缺血发作；重者不仅可以有肢体瘫痪，甚至可以急性昏迷，死亡，如病变影响大脑皮质，在脑血管病急性期可表现为癫痫发作，以病后1天内发生率最高，而以癫痫为首发的脑血管病则少见。常见的症状有：

1. **主观症状**　头痛、头昏、头晕、眩晕、恶心、呕吐、运动性和/或感觉性失语，甚至昏迷。

2. **脑神经症状**　双眼向病灶侧凝视，中枢性面瘫及舌瘫，假性延髓麻痹，如饮水呛咳和吞咽困难。

3. **躯体症状**　肢体偏瘫或轻度偏瘫、偏身感觉减退、步态不稳、肢体无力、大小便失禁等。

【影像学检查】

1. **CT**　脑CT检查显示脑梗死病灶的大小和部位准确率可达66.5%～89.2%，显示初期脑出血的准确率为100%。因此，早期CT检查有助于鉴别诊断，可排除脑出血。当脑梗死发病在24小时内，或梗死灶小于8mm，或病变在脑干和小脑处，脑CT检查往往不能提供正确诊断。必要时应在短期内复查，以免延误治疗。

CT显示梗死灶为低密度，可以明确病变的部位、形状及大小，较大的梗死灶可使脑室受压，变形及中线结构移位，但脑梗死起病4～6小时内，只有部分病例可见边界不清的稍低密度灶，而大部分病例在24小时后才能显示边界较清的低密度灶，且小于5mm的梗死灶。后颅凹梗死不易为CT显现，皮质表面的梗死也常常不被CT察觉。增强扫描能够提高病变的检出率和定性诊断率。出血性梗死CT表现为大片低密度区内有不规则斑片状高密度区，与脑血肿的不同点为低密度区较宽广及出血灶呈散在小片状。

2. **MRI**　MRI对脑梗死的检出极为敏感，对脑部缺血性损害的检出优于CT，能够检出较早期的脑缺血性损害，可在缺血1小时内见到。起病6小时后大梗死几乎都能被MRI显示，表现为T_1加权低信号，T_2加权高信号。

3. **常规检查**　血、尿、大便常规，及肝功能、肾功能、凝血功能、血糖、血脂、心电图等作为常规检查，有条件者可进行动态血压监测。胸片应作为常规检查以排除癌栓，是否发生吸入性肺炎的诊断依据。

4．**特殊检查**　经颅多普勒超声（TCD）、颈动脉彩色 B 超、磁共振血管成像（MRA）、数字减影血管造影（DSA）、颈动脉造影，可明确有无颅内外动脉狭窄或闭塞。

【鉴别诊断】

1．**脑出血**　多于活动中或情绪激动时起病，多有高血压病史，病情进展快，头痛、恶心、呕吐多见，常出现意识障碍、偏瘫和其他神经系统局灶性症状，头颅 CT 或 MRI 有助于明确诊断。

2．**蛛网膜下腔出血**　各年龄组均可见，以青壮年多见，多在动态时起病，病情进展急骤，头痛剧烈，多伴有恶心、呕吐，多无局灶性神经功能缺损的症状和体征，头颅 CT、MRI 及脑脊液检查有助于明确诊断。

3．**硬膜下血肿或硬膜外血肿**　多有头部外伤史，病情进行性加重，出现急性脑部受压的症状，如意识障碍，头痛、恶心、呕吐等颅高压症状，瞳孔改变及偏瘫等。某些硬膜下血肿，外伤史不明确，发病较慢，老年人头痛不重，应注意鉴别。头部 CT 检查在颅骨内板的下方，可发现局限性梭形或新月形高密度区，骨窗可见颅骨骨折线。

4．**颅内占位性病变**　颅内肿瘤（特别是瘤卒中时）或脑脓肿也可急性发作，引起局灶性神经功能缺损，类似于脑梗死。脑脓肿可有身体其他部位感染或全身性感染的病史。头部 CT 及 MRI 检查有助于明确诊断。

【治疗】

1．**针刺治疗**　根据相关症状，选择对应的穴区，应用经颅重复针刺刺激手法。

（1）肢体偏瘫等运动功能障碍选病灶侧的运动区。

（2）肢体麻木等感觉障碍选病灶侧的感觉区。

（3）失语症，分别选择相应语言区穴区。

1）运动性失语症，选择语言一区。

2）感觉性失语症，选择语言二区。

3）命名性失语症，选择语言三区。

4）混合性失语症（也称完全失语症），选择语言一区、语言二区。

（4）尿失禁、夜尿频数等排尿障碍，选择双侧足运感区。

（5）抑郁、焦虑、痴呆、记忆力下降、强哭强笑等认知、情感和精神障碍，选择认知情感区。

（6）失用、失认、体象障碍包括偏侧忽略等，可选用运用区、失认区。

（7）饮食呛咳等吞咽障碍，以及言语含糊、音调异常、声音低微等构音障碍，可由假性延髓麻痹或延髓麻痹所致。

1）假性延髓麻痹，选择双侧运动区下段；同时配合取双侧风池穴、完骨穴等穴位，手法要求"得气"。

2）延髓麻痹，选择脑干区、双侧运动区下段；同时配合取双侧风池穴、完骨穴等穴位，手法要求"得气"。

（8）枕叶梗死所致偏盲或象限偏盲者，选择双侧视区。

（9）小脑梗死所致的平衡障碍、共济运动障碍者，选择双侧平衡区。

2．脑梗死康复分期　根据病程可将脑梗死康复期分为三期：

第一期为半年以内者。治疗主要选择病灶侧的运动区、感觉区。如果伴有其他脑功能障碍，可选择病灶脑的相关区域。

第二期为半年以上、一年以内者。治疗选择双侧运动区、感觉区。选择健侧大脑的运动区主要是激发代偿功能的启动。

第三期为一年以上的患者，选择大脑健侧的运动区、感觉区，其作用是启动和激发代偿功能形成。我们经过临床实践证明，肢体运动功能的改善上肢好于下肢，这可能与椎体前束的支配解剖生理特点有关。

我们通过对经颅重复针刺刺激疗法激发大脑代偿功能的研究，发现了饶有兴趣的现象，就是大脑的代偿功能。当一侧大脑半球病变在不可逆的情况下，其另一侧半球，也就是大脑健侧半球可发挥一定的代偿功能。这也证实了一侧半身是受大脑双侧半球支配的特点。我们的"头皮针刺运动诱发电位的研究"显示，在针刺大脑病变侧的穴（区）时，瘫痪侧（即对侧）没有引出诱发电位（因锥体束损害），反而在同侧（即健侧半身）的拇指展肌引出了运动诱发电位。这可能是锥体前束没有损害所产生的结果。我们在这项研究的启发下，进一步研究了针刺激发脑的代偿功能，并已应用于脑梗死、脑出血等疾病的临床康复中。实践证明，此发现为大脑功能的研究提供了新的课题思路。

神经系统损伤有修复、代偿与适应三个过程，这在中枢神经系统损害方面表现得尤为突出。经过多年的临床与实验研究，我们发现经颅重复针刺刺激疗法具有激发神经损伤代偿功能的作用，治疗后神经损伤修复的时间缩短，并且修复与代偿之间有相益关系，这使得我们对神经损伤修复再生理论有了新的认识。

3. 其他支持治疗 急性期应尽量卧床休息，加强皮肤、口腔、呼吸道及大小便的护理，防治压疮，注意水电解质的平衡，如起病48～72小时后仍不能自行进食者，应给予鼻饲流质饮食以保障营养供应。应当把患者的生活护理、饮食、其他并发症的处理摆在首要位置。由于部分脑梗死患者在急性期生活不能自理，甚至吞咽困难，若不给予合理的营养，能量代谢会很快出现问题，这时即使治疗用药再好，也难以收到好的治疗效果。

〰️ 典型病例 〰️

赵某，男，62岁。2008年12月26日初诊。

主诉：右侧肢体活动不利半年余。

简要病史：患者2年前第一次中风，诊断为腔隙性脑梗死，经治疗后肢体运动功能基本恢复，生活可自理，日常口服阿司匹林、氨氯地平及阿托伐他汀钙等预防药物。半年前第二次中风，出现右侧肢体活动不能，饮食饮水呛咳，二便失禁，家人发现后送医诊断为脑梗死，经治疗后病情稳定出院，遗留右侧肢体活动不利，饮水偶有呛咳，为康复治疗来我处就诊。

体格检查：意识清楚，轻度构音障碍，语言理解正常，对答基本正常，查体配合，额纹对称，双眼眼睑闭合对称，双眼瞳孔等大同圆，直径3mm，光反射灵敏，双眼各向运动灵活，右侧中枢性面舌瘫，右侧鼻唇沟略浅，伸舌偏右，咽反射存在，悬雍垂偏向左侧，洼田饮水试验2级。四肢关节被动活动度（PROM）大致正常，右侧肢体主动关节活动度（AROM）：肩前屈40°、伸肘70°、屈髋45°、伸膝30°。右侧肢体上下肢肌张力增高，Ashworth分级2级，右侧肢体肩前屈、伸肘、屈髋、伸膝肌力为3-级，余关节周围肌群未见明确分离运动出现，坐位平衡2级，立位平衡不能维持，针刺觉对称存在。Brunnstrom分期：右上肢Ⅲ期，右手Ⅱ期，右下肢Ⅲ期。下肢病理征阳性。脑膜刺激征未引出。

辅助检查：自带头部CT示多发脑软化灶。

诊断：脑梗死（右侧偏瘫、日常生活能力不足、吞咽障碍）、原发性高血压2级（极高危组）。

鉴别诊断：排除脑出血、颅内占位性病变、颅内感染性疾病。

治疗方案：针刺治疗＋缺血性脑血管病二级预防药物治疗。

穴位处方：经颅针刺激（健侧大脑运动区上1/3、感觉区上1/3）、体针（双侧风池穴、廉泉穴、金津玉液，患侧肩髃穴、肩髎穴、曲池穴、外关穴、合谷穴、髀关穴、血海穴、足三里穴、阳陵泉穴、绝骨穴、太冲穴）。

操作：运动区、感觉区运用经颅重复针刺刺激手法，金津玉液点刺，风池穴向对侧透刺，余穴行常规针刺手法。首先针刺健侧运动区和感觉区，刺入角度15°，自穴区上点进针，由上向下刺入，达到预定深度，有得气感觉之后，开始捻转手法，要求以每分钟200次以上的频率，持续捻转3～5分钟，行针结束后嘱患者做右侧肢体活动，然后平卧治疗床上对其余穴位进行针刺；运动区－感觉区、双侧风池、肩髃－肩髎、曲池－外关、髀关－血海、阳陵泉－绝骨分别连接电针治疗仪，连续波刺激20分钟，结束后继续留针20分钟。

治疗结果：第一次治疗，运动区和感觉区经手法刺激后，即刻效果非常显著。患者右肩前屈角度明显改善，由40°增加到120°，且出现上肢远端的分离运动伸腕，下肢出现站立平衡，且能独立缓慢步行3m。

治疗1周后，患者运动能力提高，上肢可上抬至150°，肘可伸直，手掌可做出抓握动作，下肢可站立，缓慢步行 100m，独立完成坐 – 站转移，基本生活自理。

疗效评价：显效。

按语：经颅重复针刺刺激疗法的即刻效应十分显著，要在初次治疗时就注重手法的使用。这些即刻效应的出现，会极大地鼓舞患者康复的信心，产生明显的神经心理学效果，从而使运动功能障碍得到很好的改善。

二、脑出血

脑出血（intracerebral hemorrhage，ICH）是指原发性非外伤性脑实质内出血，也称自发性脑出血，占急性脑血管病的 20%～30%。年发病率为（12～15）/10 万人，急性期病死率为 35%～55%，是急性脑血管病中病死率最高的。在脑出血中，大脑半球出血约占 80%，脑干和小脑出血约占 20%。脑出血发病凶险，病情变化快，致死致残率高，超过 70% 的患者发生早期血肿扩大或累及脑室，3 个月内的死亡率为 20%～30%，早期、积极与合理的救治可以改善患者的临床转归。

【临床表现】

脑出血常发生于 50 岁以上患者，多有高血压病史。多在活动中或情绪激动时突然起病，少数在安静状态下发病。患者一般无前驱症状，少数可有头晕、头痛及肢体无力等。发病后症状在数分钟至数小时内达到高峰。血压常明显升高，并出现头痛、呕吐、肢体瘫痪、意识障碍、脑膜刺激征和痫性发作等。临床表现的轻重主要取决于出血量和出血部位。可分为：基底节区出血，脑叶出血，脑干出血，小脑出血，脑室出血和垂体出血。

1．**基底节区出血**　其中，壳核是高血压脑出血最常见的出血部位，占 50%～60%，丘脑出血约占 24%，尾状核头出血少见。

（1）壳核出血：主要是豆纹动脉，尤其是其外侧支破裂引起，血肿常向内扩展波及内囊。临床表现取决于血肿部位和血肿量。损伤内囊常引起对侧偏瘫、对侧偏身感觉障碍和同向性偏盲。还可表现为双眼向病灶侧凝视。优势半球受累可有失语。出血量最大时患者很快出现昏迷，病情在数小时内迅速恶化。出血量较小则可表现为纯运动或纯感觉障碍，仅凭临床表现无法与脑梗死区分。

（2）丘脑出血：主要是丘脑穿通动脉或丘脑膝状体动脉破裂引起。出血侵及内囊可出现对侧肢体瘫痪，多为下肢重于上肢；感觉障碍较重，深、浅感觉同时受累，但深感觉障碍明显，可伴有偏身自发性疼痛和感觉过度；优势半球出血的患者，可出现失语，非优势半球受累，可有体象障碍及偏侧忽视等。丘脑出血可出现精神障碍，表现为情感淡漠、视幻觉及情绪低落等，还可出现丘脑语言（言语缓慢不清、重复言语、发音困难、复述差、朗读正常）和丘脑痴呆（记忆力减退、计算力下降，情感障碍，人格改变）。

丘脑出血向下扩展到下丘脑或中脑上部时，可引起一系列眼位异常，如垂直凝视或侧视麻痹、双眼分离性斜视、凝视鼻尖、瞳孔对光反射迟钝、假性展神经麻痹及会聚障碍等。血肿波及丘脑下部或破入第三脑室，表现为意识障碍加深，瞳孔缩小，中枢性高热及去大脑强直等症状。

（3）尾状核头出血：较少见。一般出血量不大，多经侧脑室前角破入脑室。临床表现为头痛、呕吐、对侧中枢性面舌瘫、轻度项强；也可无明显的肢体瘫痪，仅有脑膜刺激征，与蛛网膜下腔出血的表现相似。

2．脑叶出血 占脑出血的 5% ～ 10%。常见原因有高血压、脑动静脉畸形、血液病、脑淀粉样变性、moyamoya 病等。血肿常局限于一个脑叶内，也可同时累及相邻的两个脑叶，一般以顶叶最多见，其次为颞叶、枕叶及额叶。与脑深部出血相比，一般血肿体积较大。临床可表现为头痛、呕吐等，癫痫发作比其他部位出血常见，肢体瘫痪较轻，昏迷较少见。根据累及脑叶的不同，可出现不同的局灶性定位症状和体征：

（1）额叶出血：可有前额痛及呕吐，痫性发作较多见；对侧轻偏瘫、共同偏视、精神障碍；尿便障碍，并出现摸索和强握反射等；优势半球出血时可出现运动性失语。

（2）顶叶出血：偏瘫较轻，而偏侧感觉障碍显著；对侧下象限盲；优势半球出血时可出现混合性失语，非优势侧受累有体象障碍。

（3）颞叶出血：表现为对侧中枢性面舌瘫及上肢为主的瘫痪；对侧上象限盲；优势半球出血时可出现感觉性失语或混合性失语；可有颞叶癫痫、幻嗅、幻视等。

（4）枕叶出血：可表现为对侧同向性偏盲，并有黄斑回避现象，也可表现为对侧象限盲；可有一过性黑矇和视物变形，多无肢体瘫痪。

3．脑干出血　约占脑出血的10%，绝大多数为脑桥出血，由基底动脉的脑桥支破裂导致。偶见中脑出血，延髓出血极为罕见。

（1）脑桥出血：临床表现为突然头痛、呕吐、眩晕、复视、眼球不同轴、侧视麻痹、交叉性瘫痪或偏瘫、四肢瘫等。出血量少时，患者意识清楚，可表现为一些典型的综合征，如 Foville 综合征、Millard-Gubler 综合征、闭锁综合征等。大量出血（＞5ml）时，血肿波及脑桥双侧基底和被盖部，患者很快进入意识障碍。出现针尖样瞳孔、四肢瘫痪、呼吸障碍、去大脑强直、应激性溃疡、中枢性高热等，常在48小时内死亡。

（2）中脑出血：少见，轻症患者表现为突然出现复视、眼睑下垂、一侧或两侧瞳孔扩大、眼球不同轴、水平或垂直眼震、同侧肢体共济失调，也可表现为 Weber 或 Benedikt 综合征。严重者很快出现意识障碍、四肢瘫痪、去大脑强直，常迅速死亡。

（3）延髓出血：更为少见，临床表现为突然猝倒，意识障碍，血压下降，呼吸节律不规则，心律失常，继而死亡。轻症患者可表现为不典型的 Wallenberg 综合征。

4．小脑出血　约占脑出血的10%，最常见的出血动脉为小脑上动脉的分支，病变多累及小脑齿状核。发病突然，眩晕和共济失调明显，可伴有频繁呕吐及后头部疼痛等。当出血量不大时，主要表现为小脑症状，如眼球震颤、病变侧共济失调、站立和行走不稳、肌张力降低及颈项强直、构音障碍和吟诗样语言，无偏瘫。出血量增加时，还可表现有脑桥受压体征，如展神经麻痹、侧视麻痹、周围性面瘫、吞咽困难及出现肢体瘫痪和/或锥体束征等。大量小脑出血，尤其是蚓部出血时，患者很快进入昏迷，双侧瞳孔缩小呈针尖样，呼吸节律不规则，有去大脑强直发作，最后致枕骨大孔疝而死亡。

5．脑室出血 分为原发性和继发性脑室出血。原发性是指脉络丛血管出血或室管膜下 1.5cm 内出血破入脑室，继发性是指脑实质出血破入脑室者。出血量较少时，仅表现头痛、呕吐、脑膜刺激征阳性，无局限性神经体征。临床上易误诊为蛛网膜下腔出血，需通过头颅 CT 扫描来确定诊断。出血量大时，很快进入昏迷或昏迷逐渐加深，双侧瞳孔缩小呈针尖样，四肢肌张力增高，病理反射阳性，早期出现去大脑强直发作，脑膜刺激征阳性，常出现丘脑下部受损的症状及体征，如上消化道出血、中枢性高热、大汗、应激性溃疡、急性肺水肿、血糖增高及尿崩症，预后差，多迅速死亡。

6．垂体出血 主要表现为：①头痛最常见，伴有恶心、呕吐；②视力下降，视野缺损，眼肌麻痹；③体温改变，表现为高热；④内分泌改变，包括皮质醇减低、甲状腺功能减退、神经垂体分泌抗利尿激素减少等。

【诊断标准】

根据突然发病、剧烈头痛、呕吐、出现神经功能障碍等临床症状体征，结合 CT 等影像学检查，ICH 一般不难诊断。但原发性脑出血，特别是高血压脑出血的诊断并无金标准，一定要排除各种继发性脑出血疾病，避免误诊，作出最后诊断需达到以下全部标准：

1．有确切的高血压病史。

2．典型的出血部位，包括基底节区、脑室、丘脑、脑干、小脑半球。

3．DSA/CTA/MRA 排除继发性脑血管病。

4．早期（72 小时内）或晚期（血肿消失 3 周后）增强 MRI 检查，排除脑肿瘤或海绵状血管畸形（CM）等疾病。

5．排除各种凝血功能障碍性疾病。

【支持诊断依据】

1．脑 CT　是诊断 ICH 首选的重要方法，可准确、清楚地显示出血部位、出血量大小、血肿形态、占位效应、是否破入脑室或蛛网膜下腔及周围脑组织受损的情况，是疑似脑出血患者首选的影像学检查方法。CT 扫描示血肿灶多呈圆形或卵圆形均匀高密度区，边界清楚，CT 值为 50～80Hu，1 周后血肿周围有环形增强，血肿吸收后呈低密度或囊性变。临床可采用简便易行的多田公式，根据 CT 影像估算出血量。方法如下：

［血肿量 =0.5× 最大面积长轴（cm）× 最大面积短轴（cm）× 层面数，扫描层厚 1cm］

2．MRI 和 MRA 检查　对发现结构异常，明确脑出血的病因很有帮助。对检出脑干和小脑的出血灶及监测脑出血的演进过程优于 CT 扫描，对急性脑出血诊断不及 CT。

3．数字减影血管造影（DSA）　脑出血患者一般不需要进行 DSA 检查，除非疑有血管畸形、血管炎或 moyamoya 病需外科手术或血管介入治疗时才考虑进行。DSA 可清楚显示异常血管和造影剂外漏的破裂血管及部位。

4．脑脊液检查　脑出血患者一般无需进行腰椎穿刺检查，以免诱发脑疝形成，如需排除颅内感染和蛛网膜下腔出血，可谨慎进行。无血性脑脊液亦不能排除脑出血。

5．其他检查　所有脑出血患者应行心电图检查。还包括血常规、血液生化、凝血功能和胸部 X 线摄片检查。

【鉴别诊断】

1．脑梗死　老年人多见，多有动脉粥样硬化等危险因素，可有短暂性脑缺血发作（TIA）史，头痛、恶心、呕吐少见，头颅 CT 检查有助于鉴别。

2．蛛网膜下腔出血　各年龄组均可见，以青壮年多见，多在动态时起病，病情进展急骤，头痛剧烈，多伴有恶心、呕吐，多无局灶性神经功能缺损的症状和体征，头颅 CT、MRI 及脑脊液检查有助于明确诊断。

3．外伤性颅内血肿，特别是硬膜下血肿　这类出血以颅内压增高的症状为主，但多有头部外伤史，头颅 CT 检查有助于确诊。

4．昏迷 对发病突然、迅速昏迷、局灶体征不明显的患者，应与引起昏迷的全身性疾病鉴别，如中毒（CO、酒精、镇静催眠药中毒等）和某些系统性疾病（低血糖肝性昏迷、肺性脑病、尿毒症等）。应仔细询问病史和认真查体，并进行相关的实验室检查，头颅 CT 能除外脑出血。

【治疗】

1．针刺治疗 脑出血的恢复期，一般在出血后的 3～4 周，病情稳定但遗留各种脑功能障碍，可根据相关症状，选择大脑在头皮相对应的穴区，应用经颅重复针刺刺激手法：

（1）肢体偏瘫等运动功能障碍选病灶侧的运动区。

（2）肢体麻木等感觉障碍选病灶侧的感觉区。

（3）失语症，分别选择相应的语言区穴区。

1）运动性失语症，选择语言一区。

2）感觉性失语症，选择语言二区。

3）命名性失语症，选择语言三区。

4）混合性失语症（也称完全失语症），选择语言一区、语言二区。

（4）尿失禁、夜尿频数等排尿障碍，选择双侧足运感区。

（5）抑郁、焦虑、痴呆、记忆力下降、强哭强笑等认知、情感和精神障碍，选择认知情感区等。

（6）失用、失认、体象障碍包括偏侧忽略等，可选用运用区、失认区。

（7）饮食呛咳等吞咽障碍，以及言语含糊、音调异常、声音低微等构音障碍，可由假性延髓麻痹或延髓麻痹所致。

1）假性延髓麻痹，选择双侧运动区下段；同时配合取双侧风池穴、完骨穴等穴位，手法要求"得气"。

2）延髓麻痹，选择脑干区、双侧运动区下段；同时配合双侧风池穴、完骨穴等穴位，手法要求"得气"。

（8）枕叶出血所致偏盲或象限偏盲者，选择双侧视区。

（9）小脑出血所致的平衡障碍、共济运动障碍者，选择双侧平衡区。

（10）脑干出血选择脑干区。

2．**脑出血的康复分期**　具体内容、治疗方法与脑梗死基本相同，区别是需要注意术后穴区的选择，尤其是去颅骨骨瓣手术的患者应注意针刺时避开术后颅骨未修复区域，应采取健侧对称穴区的针刺方法；对颅骨钻孔手术后患者针刺时，也要对钻孔区域及瘢痕进行避让，可选择在附近有效穴区或健侧的对称穴区针刺。

3．**注意事项**

（1）出血量少（低于 20ml），出血部位在基底节、脑叶，不伴有明显的意识障碍，适合本疗法。并可能出现明显的即刻效应，表现为瘫痪肢体功能的明显改善，肌力增加和功能恢复。

（2）脑出血的急性期，出血量大，或形成脑疝，有明显的意识障碍者，不适合应用本疗法。

典型病例

葛某，男，40 岁。2009 年 4 月 11 日初诊。

主诉：双侧肢体活动不利，左侧尤甚 2 个月。

简要病史：患者既往高血压病史 10 年，最高可达 190/100mmHg，2 个月前患者在吃饭时突然出现左侧肢体活动不利，伴有言语不清，头痛、恶心呕吐，家属立即送往医院，经急诊头部 CT 诊断为"脑出血"，破入脑室，逐渐出现右侧活动不利，行左侧颅脑钻孔引流术，同时给予神经营养、神经脱水等对症治疗，约 1 个月后逐渐清醒。现患者神志清楚，言语笨拙，双侧肢体活动不利，左侧尤甚。二便正常。睡眠正常。

体格检查：意识清楚，轻度构音障碍，查体不甚配合，形体偏瘦，双眼球各向运动灵活，无眼震，双侧瞳孔等大同圆，对光反射灵敏。伸舌偏左。左侧鼻唇沟浅，左上肢肩外展、内收、前屈肌力 3- 级，左肩关节半脱位，左侧肩峰下缘与肱骨头可触及约一横指间隙，左侧三角肌部分萎缩，左下肢屈髋、屈膝肌力3–级，肌张力低，左侧 Brunstrom 分期：上肢Ⅲ期、手Ⅲ期、下肢Ⅲ期，右侧上肢肩外展、内收、前屈肌力3+级，联带运动，右下肢屈髋、屈膝肌力3级，联带运动，双侧肌张力改良 Ashworth 1+级，四肢腱反射亢进，躯体深浅感觉不能配合检查，计算力检查不能配合，颈强（–），坐位平衡2级，立位平衡不能维持。下肢病理征阳性。脑膜刺激征未引出。日常生活活动（ADL）评分：20分。简易精神状态检查（MMSE）评分：不能完成。

辅助检查：头部 CT 提示：右侧基底节区脑出血，破入脑室，蛛网膜下腔出血。

诊断：脑内出血（双侧肢体运动障碍、ADL 重度障碍、吞咽障碍）、原发性高血压3级（极高危组）。

鉴别诊断：排除蛛网膜下腔出血，外伤性颅内血肿。

治疗方案：针刺治疗＋血压管理＋一般内科治疗。

穴位处方：经颅针刺激（双侧大脑运动区上1/3、感觉区上1/3）、体针（双侧风池穴，上廉泉、金津、玉液，肩髃穴、肩髎穴、曲池穴、外关穴、合谷穴、髀关穴、血海穴、足三里穴、阳陵泉穴、绝骨穴、太冲穴均双侧）。

操作：运动区、感觉区运用经颅重复针刺刺激手法，金津玉液点刺，风池穴向对侧透刺，余穴行常规针刺手法。首先针刺一侧运动区和感觉区，刺入角度15°，自穴区上点进针，由上向下刺入，达到预定深度，有得气感觉之后，开始捻转手法，要求以每分钟200次以上的频率，持续捻转3～5分钟，行针结束后嘱患者做对侧肢体活动，然后对另一侧运动区和感觉区进行针刺，操作依前法。最后对患者其余穴位进行常规针刺；运动区－感觉区、双侧风池、肩髃－肩髎、曲池－外关、髀关－血海、阳陵泉－绝骨分别连接电针治疗仪，连续波刺激20分钟，结束后继续留针20分钟。

治疗结果：

第1次治疗，运动区和感觉区经手法刺激后，即刻效果非常显著。患者肩前屈角度明显改善，且出现上肢远端的分离运动伸腕。

治疗 1 周后，患者运动能力提高，上肢可上抬至 120°，肘可伸直，手掌可做出轻微抓握动作，下肢出现站立平衡，且能独立缓慢步行 3m，独立完成坐－站转移。

治疗 2 周后疗效显效，患者上肢可伸直上举过头，手掌及手指出现伸直的分离运动。可自行站起，在无人搀扶下可站立 30 分钟左右，可在重心转移时维持平衡，且可在无人搀扶下，独自行走 10m 左右。

治疗评价：显效。

按语：如脑出血患者在颅骨去骨瓣减压术后，是无法在患侧手术区域针刺选穴的。在临床研究中，我们对脑出血术后无法针患侧者，采取针刺其健侧头部穴区（运动区）的方法，部分患者竟获得了意想不到的临床疗效。其原理，可能是当一侧半球病变使该侧交叉的下行运动通路遭受损害时，在健侧选穴针刺使得健侧运动通路（皮质脊髓前束）被激活"开放"，形成一种代偿性电生理现象。而且健侧通路能否"开放"与病变部位、病变范围、损害程度、病程长短及治疗是否及时得当等诸多因素有关。关于其作用的详细机制及代偿性功能的意义，很值得进一步深入研究。

第二节　锥体外系疾病

一、帕金森病

帕金森病（Parkinson disease，PD）又称震颤麻痹，是发生于中老年人群的进展性神经系统变性疾病。其主要病理改变为以黑质部位为主的多巴胺能神经元的进行性丢失，以及残存神经元内路易体的形成。主要临床特征为静止性震颤、肌强直、运动迟缓和姿势反射障碍。晚期可出现认知功能下降、情感障碍、尿失禁等非运动症状。

【临床表现】

发病年龄平均约为 55 岁，多见于 60 岁以后，40 岁以前相对少见。男性略多于女性。隐匿起病，缓慢进展。

1. **运动症状** 常始于一侧上肢，逐渐累及同侧下肢，再波及对侧上肢及下肢，呈 N 形进展。

（1）静止性震颤：常为首发症状，多始于一侧上肢远端，静止位时出现或明显，随意运动时减轻或停止，紧张或激动时加剧，入睡后消失。典型表现是拇指与食指呈"搓丸样"动作。令患者一侧肢体运动如握拳或松拳，可使另一侧肢体震颤更明显，该试验有助于发现早期轻微震颤。少数患者可不出现震颤，部分患者可合并轻度姿势性震颤。

（2）肌强直：被动运动关节时阻力增高，且呈一致性，类似弯曲软铅管的感觉，故称"铅管样强直"；在有静止性震颤的患者中可感到在均匀的阻力中出现断续停顿，如同转动齿轮，称为"齿轮样强直"。颈部、躯干、四肢肌强直可使患者出现特殊的屈曲姿势，表现为头部前倾，躯干俯屈，肘关节屈曲，腕关节伸直，前臂内收，髋及膝关节略为弯曲。

（3）运动迟缓：随意运动减少，动作缓慢、笨拙。早期以手指精细动作如解或扣纽扣、系鞋带等动作缓慢，逐渐发展成全面性随意运动减少、迟钝，晚期因合并肌张力增高，导致起床、翻身均有困难。体检可见面容呆板，双眼凝视，瞬目减少，酷似"面具脸"；口、咽、腭肌运动徐缓时，表现为语速变慢，语音低调；书写字体越写越小，呈现"小字征"；做快速重复性动作如拇、食指对指时，表现为运动速度缓慢和幅度减小。

（4）姿势步态障碍：在疾病早期，表现为走路时患侧上肢摆臂幅度减小或消失，下肢拖曳。随病情进展，步伐逐渐变小变慢，启动、转弯时步态障碍尤为明显，自坐位、卧位起立时困难。有时行走中全身僵住，不能动弹，称为"冻结"现象。有时迈步后，以极小的步伐越走越快，不能及时止步，称为前冲步态或慌张步态。

2. **非运动症状** 也是十分常见和重要的临床症状，可以早于或伴随运动症状而发生。

（1）感觉障碍：疾病早期即可出现嗅觉减退或睡眠障碍，尤其是快速眼动睡眠行为障碍；中、晚期常有肢体麻木、疼痛。有些患者可伴有不宁腿综合征（RLS）。

（2）自主神经功能障碍：临床常见，如便秘、多汗、脂溢性皮炎等。吞咽活动减少可导致流涎。疾病后期也可出现性功能减退、排尿障碍或体位性低血压。

（3）精神和认知障碍：近半数患者伴有抑郁，并常伴有焦虑。约15%～30%的患者在疾病晚期发生认知障碍乃至痴呆，以及幻觉，其中视幻觉多见。

【诊断标准】

1. 运动迟缓。启动或在持续运动中肢体运动幅度减小或速度缓慢。

2. 至少存在下列1项：肌强直或静止性震颤。

【支持诊断依据】

1. 患者对多巴胺能药物的治疗反应良好或显著有效。在初始治疗期间，患者的功能可恢复或接近正常水平。在没有详细记录的情况下，初始治疗的显著应答可定义为以下两种情况：

（1）药物剂量增加时症状显著改善，剂量减少时症状显著加重。以上改变可通过客观评分或主观描述来判断。

（2）存在明确且显著的"开 / 关期"症状波动，并在某种程度上包括可预测的剂末现象。

2. 出现左旋多巴诱导的异动症。

3. 临床体检观察到单个肢体的静止性震颤（既往或本次检查）。

4. 以下辅助检测阳性有助于特异性鉴别帕金森病与非典型性帕金森综合征：存在嗅觉减退或丧失，或头颅超声显示黑质异常高回声（＞20mm²），或心脏间碘苄胍（MIBG）闪烁显像法显示心脏去交感神经支配。

【鉴别诊断】

1. 继发性帕金森综合征 共同特点是有明确病因可寻，如感染、药物、中毒、脑动脉硬化外伤等，相关病史是鉴别诊断的关键。继发于甲型脑炎后的帕金森综合征，目前已罕见。多种药物均可引起药物性帕金森综合征，一般是可逆的。拳击手中偶见头部外伤引起的帕金森综合征。老年人基底核区多发性腔隙性梗死可引起血管性帕金森综合征，患者有高血压、动脉硬化及卒中史，步态障碍较明显，震颤少见，常伴锥体束征。

2. 伴发于其他神经变性疾病的帕金森综合征 不少神经变性疾病具有帕金森综合征表现。这些神经变性疾病各有其特点，有些有遗传性，有些为散发性，除程度不一的帕金森样表现外，还有其他征象，如不自主运动、垂直性眼球凝视障碍（进行性核上性瘫痪）、小脑性共济失调（多系统萎缩）、早期出现且严重的痴呆和视幻觉（路易体痴呆）、角膜色素环阳性（肝豆状核变性）、皮质复合感觉缺失和锥体束征（皮质基底核变性）等。另外，这些疾病所伴发的帕金森症状，常以强直少动为主，震颤少见，一般双侧起病（除皮质基底核变性外），对左旋多巴治疗不敏感。

3. 其他 PD 早期患者尚需鉴别下列疾病 临床较常见的原发性震颤，1/3 有家族史，各年龄段均可发病，姿势性或动作性震颤为唯一表现，无肌强直和运动迟缓，饮酒或服用普萘洛尔后震颤可显著减轻。抑郁症可伴有表情贫乏、言语单调、随意运动减少，但无肌强直和震颤，抗抑郁药治疗有效。早期帕金森病症状限于一侧肢体，患者常主诉一侧肢体无力或不灵活，若无震颤，易误诊为脑血管病，仔细体检易于鉴别。

【治疗】

1. 针刺治疗 根据主要症状选择双侧运动区、双侧舞蹈震颤区；伴抑郁、痴呆、失眠加情感区；伴随尿便障碍者加足运感区。应用经颅重复针刺刺激手法。

2. 综合治疗 应对 PD 的运动症状和非运动症状采取综合治疗，包括药物治疗、手术治疗、运动疗法、心理疏导及照料护理。药物治疗作为首选，且为主要治疗手段，手术治疗则是药物治疗的一种有效补充。

（1）早期 PD 治疗

1）小于 65 岁患者，且不伴智能减退，可有如下选择：①非麦角类多巴胺受体激动剂；②B 型单胺氧化酶（MAO–B）抑制剂，或加用维生素 E；③金刚烷胺：若震颤明显而其他抗 PD 药物效果不佳则可选用抗胆碱能药；④复方左旋多巴 + 儿茶酚氧位甲基转移酶（COMT）抑制剂；⑤复方左旋多巴：一般在①②③方案治疗效果不佳时加用。

2）老年（≥ 65 岁）患者，或伴智能减退：首选复方左旋多巴，必要时可加用多巴胺受体激动剂、MAO–B 抑制剂或 COMT 抑制剂。

（2）中晚期 PD 治疗：除药物治疗外，此阶段还包括运动并发症的治疗，如症状波动、异动症、步态异常的治疗，以及非运动症状（睡眠障碍、感觉障碍、自主神经功能障碍、精神障碍）的各自靶向治疗。

────── 典型病例 ──────

陈某，女，79 岁，退休干部，哈尔滨市人，初诊时间 2019 年 8 月 12 日。

主诉： 左手不自主颤抖 10 年伴左腿抖动 2 年。

简要病史： 高血压病史 2 年，最高 160/110mmHg，患者 10 年前无明显诱因出现左手颤抖。曾于某院就诊，诊断为帕金森病。口服多巴丝肼片后好转，近年病情进展，逐渐加重，左下肢开始出现不自主抖动，步行时僵硬沉重，原美多芭服用剂量逐渐无法控制病情。曾于某中医院治疗，未见明显效果。为求中医治疗来我处就诊。现患者左手颤抖严重，左脚亦颤抖，紧张或激动时加重，洗漱、穿衣、夹筷等精细动作不灵活，面部表情减少，呈"面具脸"，肢体僵硬、动作缓步、步距变小，左下肢麻胀乏力，躯体姿势异常，口服多巴丝肼片后可控制 2 ～ 3 小时（开关现象）。服药后双手仍颤抖，药效过后无法行走。食欲差，进食缓慢，小便可，大便秘结，睡眠差。

体格检查： 意识清楚，语言声调平直，发音含混不清，记忆力减退，以近记忆力减退为主，形体适中，缓慢步入病房，呈慌张步态，查体合作。双眼球各向运动灵活，无眼震，双侧瞳孔等大同圆，对光反射灵敏。双侧眼睑、口唇部肌肉、舌肌呆板，自主运动减少。左手不自主搓丸样震颤（静止性），双上肢肌张力增高，呈齿轮状增强，首手固化征阳性。左下肢膝踝关节肌张力增高。四肢肌力 5 级，四肢腱反射对称存在，深、浅感觉对称存在，病理反射未引出。颈强（-），克氏征（-）。

辅助检查：头部 MRI 示双侧颞部及顶部脑萎缩。自带双上肢肌电图：未见神经源性、肌源性损害特征出现。

诊断：帕金森病（肌张力障碍、ADL 轻度障碍）。

治疗方案：针刺治疗 + 药物治疗。

穴位处方：经颅针刺激（双侧运动区、双侧舞蹈震颤区、情感区）、体针（项部：双侧风池穴；上肢：少海、曲池、手三里、外关、合谷；下肢：血海、风市、阳陵泉、足三里、阴陵泉、绝谷、丘墟、太冲、照海）。

操作：患者仰卧位，常规消毒，选取 0.30mm×40.0mm 一次性毫针，由上到下依次进针。头部穴位应用经颅重复针刺刺激手法，舞蹈震颤区向耳尖方向平刺，其余穴区均向后平刺，快速进针，以进入帽状腱膜与骨膜之间为度，行小幅度捻转泻法，手法要求由徐到疾捻转，频率为每分钟 200 次，持续行针 3～5 分钟。半小时以后再次重复上述手法，共 3 次。配穴中，上肢曲池、手三里、外关左右旁开 10mm 各刺一针，行三针齐刺，使针尖与皮肤呈 30°～45° 循经斜刺 20～30mm，少海直刺 20～30mm、合谷直刺 10～20mm；下肢腧穴常规针刺，接近肌腱部位之血海、阳陵泉、足三里、阴陵泉可行关刺法，向关节入肌腱附着方向刺入，深度 25～35mm，风市、三阴交直刺 25～35mm，丘墟、太冲、照海直刺 10～20mm，四肢配穴均行提插平补平泻手法，持续捻转 1～3 分钟，使针感在上、下肢放射为宜。诸穴捻转得气后，连接电针仪，双侧运动区、双侧舞蹈震颤区、情感区、同侧曲池与合谷、同侧阳陵泉与丘墟、同侧阴陵泉和太冲各连接一组电极，连续波，频率 10Hz，以患者四肢肌肉微抽动收缩为度，电针 20 分钟。体穴留针 40 分钟，头部穴位留针需达 8 小时以上，嘱患者晚上睡觉前起针。针刺治疗每日 1 次，2 周为一疗程。

治疗结果：

第一次治疗后，"搓丸样"震颤动作减少，手活动较前稍灵活，步距增宽。

第五次治疗后，患者服药后手无明显颤抖，无搓丸样动作，肢体动作见灵活，步距恢复。药物维持时间超过 6 小时以上。

第十次治疗后，震颤显著减轻，走路步距增宽，整体状态明显好转。

疗效评价：显效。

按语：舞蹈震颤区可有效地控制肢体震颤症状、调节锥体系功能。临症时要注重手法的操作，大多数患者能够获得明显的即刻效应。我们在临床中同时观察到，针刺不仅能延长出现"开关现象"的给药时间，并且可以使药物用量递减。不过，要达到这种效果必须坚持 1 个月以上的针刺治疗。

二、特发性震颤

特发性震颤（essential tremor，ET）的患者临床主要表现为上下肢或头面部不自主运动，甚至躯干的震颤。至今，其病因并未明确，研究认为其为与遗传有关的运动障碍性疾病，较为常见，人群患病率为 0.41% ～ 3.92%，多呈散发。由于人们对本病认识及研究不足，虽然患病率高于帕金森病、多发性硬化，但临床诊断率并不是很高。

【临床表现】

ET 是一种典型的姿势性和运动性混合的震颤，其核心症状是以 4 ～ 12Hz 的位置性或运动性震颤为特征。ET 患者可有步态异常，表现为不能完成一字步，有的出现平衡失调，类似小脑病变，包括共济失调和辨距不良步态，若步态异常合并意向性震颤，则患者生活质量很差。累及下肢者罕见，若发生则称为直立性震颤。最新的研究成果显示老年发病的 ET 患者与痴呆在某种程度上有着一定联系。ET 的另一特征就是震颤的范围会逐渐扩大，可从一侧扩展至另一侧，扩展顺序无规律。

【诊断标准】

符合其中三项就可以诊断为 ET：

1. 双侧手和前臂均有非静止性震颤。

2. 出现单独头部震颤，但没有肌张力障碍。

3. 没有其他神经系统症状体征。早期诊断震颤和 ET 使用长程肌电图可以达到 95% 的准确率，其用于早期震颤的诊断可达到 100%，而姿势的同步震颤节律和交替性震颤节律是鉴别 ET 和帕金森病的关键。

【鉴别诊断】

本病需与早期帕金森病、甲状腺功能亢进症（简称甲亢）等鉴别。帕金森病多在老年发病，此时期也是特发性震颤的多发年龄，因此许多特发性震颤被误诊为帕金森病。虽然典型的帕金森病具有静止性震颤、肌强直和运动迟缓的特征，但是病程早期往往缺乏特征性的表现，特别是起病时仅有震颤，尤其是姿势性震颤（这在帕金森病同样非常多见），这时容易导致误诊。

【治疗】

1. **针刺治疗** 应用经颅针刺激，选取百会穴、舞蹈震颤区、情感区，注重手法操作，每穴区针刺后捻转 3～5 分钟，休息 10 分钟，再对以上穴区逐一捻转 3～5 分钟，重复 3 次后起针。每天治疗 1 次，一般 12 次为一个疗程。休息 1 周。再继续第二个疗程。

2. **内科治疗** 临床上轻度 ET 患者一般无需治疗，日常生活中饮用少量酒精可减轻震颤，大多数 ET 患者服用酒精后症状都会有改善，但作用维持时间很短且容易产生依赖性，尤其长期服用酒精会导致其他神经系统疾病的发生，因此不宜长期使用。中度 ET 患者可使用药物，一线用药有：普萘洛尔、扑米酮、加巴喷丁、托吡酯。二线用药有：阿普唑仑、阿替洛尔、氯硝西泮、索他洛尔。三线用药有：氯氮平、纳多洛尔、尼莫地平。还有如可乐定、奥氮平及奥卡西平对 ET 也有一定疗效。普瑞巴林治疗 ET 可能有效，唑尼沙胺是一种新型的抗癫痫药物，左乙拉西坦治疗 ET 的疗效也存在争论。苯巴比妥也能有效改善 ET 患者的震颤，碳酸酐酶抑制剂醋甲唑胺可治疗头部和发声震颤。选择性 β 受体阻滞剂阿罗洛尔治疗 ET 也有良好疗效，其肾上腺 β 受体有高度选择性且较小影响心血管系统，对患者更安全。对普萘洛尔、阿尔马尔有禁忌的 ET 患者，可选用扑米酮及托吡酯，加巴喷丁不良反应小于卡马西平，适用于对卡马西平过敏的患者。直立性震颤可选用氯硝西泮、丙戊酸及苯巴比妥。在用单药无效时，也可选用两种不同药理机制的药物联合治疗，如普萘洛尔和扑米酮配合。服药的同时，结合中医针刺加电针治疗可大大提高疗效。

3. 外科治疗　当药物不能缓解患者震颤，致使患者生活受到影响的情况下，重症 ET 患者可考虑肉毒毒素注射，颈部注射 A 型肉毒毒素（BTX-A）可显著减轻头部震颤，大部分患者主观上感觉讲话费力的症状会有所改善，这可能与气道阻力降低有关。对顽固严重残障 ET，可考虑手术治疗，包括丘脑切除术、丘脑射频毁损术、伽马刀丘脑毁损术及丘脑腹外侧核深部脑刺激术等。

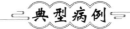

典型病例

于某，男，78 岁，退休工人，哈尔滨市人，初诊时间：2020 年 10 月 20 日。

主诉：右手不自主抖动 15 年，加重 1 年。

简要病史：患者 15 年前无明显原因出现右手不自主抖动，近 1 年症状加重。书写困难，每当拿笔时自觉右手手指不灵活、不协调，手部肌肉即出现痉挛性收缩，持笔困难，写字时颤抖，书写潦草，不能连续书写，严重时感觉整个右上肢酸胀疼痛不适，无法握笔与书写。越是紧张，越怕字写不好，痉挛就越明显。曾于哈尔滨多家医院系统检查，CT 示腔梗，其他未见明显异常，未给予治疗。为求中医诊疗来我处。现患者右手不自主颤抖，静止时无明显抖动，拿东西时明显加重。

体格检查：意识清楚，言语表达正常，认知状态正常，轻度焦虑状态，脑神经功能检查未见异常，四肢肌力、肌张力大致正常，四肢腱反射对称存在，四肢及躯干深浅感觉检查结果正常，右侧上肢静止性震颤（＋），右上肢轮替试验（＋），右上肢指鼻试验（±），酒精试验（＋）。病理征及脑膜刺激征均（－）。

辅助检查：CT 示腔梗，余未见明显异常。

诊断：特发性震颤（肌张力障碍、社会参与能力轻度受限）。

治疗方案：针刺治疗。

穴位处方：经颅针刺激（百会穴、情感区、双侧舞蹈震颤区），体针（项部：大椎、双侧风池，右侧肢体：曲池、合谷、手三里、外关、小海），腹针（腹三区）。

操作：应用经颅重复针刺刺激疗法，舞蹈震颤区向耳尖方向平刺，其余穴区均向后平刺，快速进针，刺至帽状腱膜下，捻转频率为每分钟 200 次，持续行针 3～5 分钟。双侧风池向对侧透刺，其余穴位行常规针刺手法，腹三区向外平刺 1.5 寸，得气为度。待诸穴捻转得气后，连接电针仪，双侧舞蹈震颤区、患侧曲池－合谷接电极，连续波中强度刺激，频率 10Hz，刺激量宜逐渐加强，以患肢出现规律性收缩为佳，以患者耐受为度，电针 20 分钟。配穴留针 40 分钟，主穴留针需达 8 小时以上，嘱患者晚上睡前起针。

治疗结果：

第 1 次治疗后颤抖幅度、频率有所减轻。

第 4 次治疗后，患者家属自述，每天下午会有一段时间颤抖消失。

第 10 次治疗后，患者针刺后，抖动在一段时间内可完全消失，家属述已经很少观察到患者颤抖，生活质量得到极大改善，社交活动完全恢复。

疗效评价：显效。

按语：特发性震颤除震颤症状外，通常无其他神经系统阳性体征。舞蹈震颤区可有效控制肢体震颤的症状，调节锥体外系功能，配合百会穴、大椎穴效果相得益彰。百会穴应用经颅针刺刺激手法，协同舞蹈震颤区达到控制肢体震颤作用；情感区镇静安神止痉；风池穴息风止痉，治疗头颤有良效。治疗时还要注重手法的使用，这样即刻效应就会十分显著。

三、抽动秽语综合征

抽动秽语综合征又称 Tourette 综合征，在儿童期表现为多部位的不自主抽动，多发生在面、眼、口及颈部。重者可发生肢体不自主抽动，部分儿童可伴有注意力障碍和不自主发声。本病发病机制不明，遗传因素可能是其病因。应用多巴胺受体拮抗剂或多巴胺耗竭剂及选择性 5- 羟色胺再摄取抑制剂（SSRI）能够有效控制抽动症状，提示纹状体多巴胺能和 5- 羟色胺能活动过度或多巴胺受体超敏可能与其有关。

【临床表现】

本病多在 2 ～ 15 岁间起病，男女之比为（3 ～ 4）：1。临床特征是由表情肌、颈肌或上肢肌肉迅速、反复、不规则抽动起病，表现为挤眼、噘嘴、皱眉、摇头、仰颈、提肩等；以后症状加重，出现肢体及躯干的暴发性不自主运动，如躯干扭转投掷运动、踢腿等。抽动发作频繁，少则一日十几次，多则可达数百次。约有 30% ～ 40% 的患儿因口喉部肌肉抽动而发出重复性、暴发性无意义的单调怪声，似如犬吠声、喉鸣声、咳嗽声等，半数有秽亵言语。85% 的患儿有轻至中度行为异常，表现为注意力不集中、焦躁不安、强迫行为、秽亵行为或破坏行为。约有半数患儿可能同时伴注意力缺陷多动障碍。抽动在精神紧张时加重，精神松弛时减轻，入睡后消失。患儿的智力不受影响。神经系统检查除不自主运动外，一般无其他阳性体征。

【诊断标准】

本病诊断可参照美国《精神疾病诊断与统计手册（第 4 版）》（DSM- Ⅳ）的诊断标准：

1. 18 岁前发病。

2. 在疾病期间有时存在多发性的运动和一或多种发声抽动。

3. 抽动一天内发作许多次（通常是阵发性），几乎是每天或一年内间歇性地发作，在此期间从未有连续超过 3 个月的无抽动发作。

4. 疾病造成患者很大的痛苦，或严重影响患者的社交学习和其他重要功能。

5. 疾病不是由于兴奋剂或其他疾病（如亨廷顿病或病毒性脑炎）的直接生理性反应所致。

【鉴别诊断】

本病需与风湿性舞蹈症和习惯性痉挛鉴别。

【治疗】

1. 针刺治疗 经颅针刺激（百会穴、舞蹈震颤区、情感区），配合体针（双侧风池穴）。手法要求：双风池穴得气，其他区（含百会穴）应用经颅重复针刺刺激手法。操作过程同特发性震颤。

2. 药物治疗 药物治疗联合心理疏导是治疗本病的有效措施。主要药物有氟哌啶醇、舒必利、硫必利或利培酮，应从小剂量开始，逐渐增加至有效剂量，症状控制后，应逐渐减量，并维持一段时间（3 个月或更长），可使许多患儿恢复正常。其他药物有匹莫齐特、可乐定、丁苯那嗪、氯硝西泮、托吡酯及三环类抗抑郁药或 SSRI 等。

典型病例

李某，男，14 岁，学生，初诊时间：2020 年 11 月 18 日。

主诉： 头面部不自主抽动伴口出怪声、秽语 10 年，加重半个月。

简要病史： 患者 10 年前无明显原因出现不自主挤眉弄眼，逐渐出现头部抽动，伴有口出怪声、说脏话。曾就诊于多家医院，确诊为抽动秽语综合征，口服硫必利、阿立哌唑，病情稍有好转，停药后症状复发。近半个月症状加重，遂来我处求治。现患者不自主挤眉弄眼，头部抽动，口出怪声、秽语。于情绪紧张、生气及劳累后加重，饮食正常，睡眠尚可。

辅助检查：头颅 CT、MRI 未见异常。

体格检查：神志清楚，头部不自主抽动，眨眼，喊叫，说脏话。意识清楚，言语对答流畅自如，轻度焦虑，定向力正常，认知功能正常，反应迅速，脑神经检查功能基本正常，四肢肌力、肌张力正常，可见反复不自主的挤眉弄眼、扭头，伴发口出怪声、刻板重复一两句脏话。余查体未见阳性体征。

诊断：抽动秽语综合征（发声与多种运动联合抽动障碍、社会参与能力重度受限）。

治疗方案：针刺治疗。

穴位处方：经颅针刺激（百会穴、宁神穴、双侧舞蹈震颤区），体针（双风池、双迎香、廉泉、双内关）。

操作：由上到下依次进针，头部穴位应用经颅重复针刺刺激手法，舞蹈震颤区左右交叉向耳尖方向平刺进针，其余穴区均向后平刺，快速进针，刺至帽状腱膜下 10mm，要求每个穴区捻转 3～5 分钟，频率为每分钟 200 次以上，中间休息 30 分钟，连续治疗 3 次。风池穴向人中方向斜刺10～20mm，迎香浅刺 5mm；廉泉从前下斜向后上向舌根方向斜刺，进针5～15mm，以针感在面部放射为度，内关直刺 5～15mm，均行针 1～3分钟。待诸穴捻转得气后，连接电针仪，双侧舞蹈震颤区、双风池、双内关各一组，连续波，频率 10Hz，电针 20 分钟。配穴留针 40 分钟，主穴留针需达 8 小时以上，嘱患者晚上睡觉前起针。

治疗结果：

第 1 次治疗后，患者不自主叫喊症状缓解，频率减少。行针时无明显头部抽动，秽语减少，但仍有挤眉弄眼症状。

第 10 次治疗后，患者于情绪平稳时无不自主叫喊症状，无挤眉弄眼及头部抽动症状，仅在受外界刺激情绪紧张时，偶有发声，其余状态良好。

第 15 次治疗后，症状基本消失，仅情绪紧张时偶有轻微发声。

患者连续针刺 3 个月，后 1 个半月每周针 3 次，病情基本稳定，至今追访半年，病未复发。

治疗评价：显效。

按语：抽动秽语综合征，在儿童期表现为多部位的不自主抽动，多发生在面、眼、口及颈部。重者可发生肢体不自主抽动，部分儿童可伴有注意力障碍。在治疗时，我们通过经颅重复针刺刺激手法，调节大脑功能和神经递质间的平衡。局部选穴调畅气血、息风通络，使阴阳协调，脏腑功能恢复，疾病自愈。

四、痉挛性斜颈

痉挛性斜颈（spasmodic torticollis，ST）是临床上最常见的局灶型肌张力障碍，以颈部肌肉不自主收缩导致头颈部运动和姿势异常为特征。

【临床表现】

根据长期临床研究，临床分型对痉挛性斜颈治疗方法的选择及预后判断极其重要，多采取如下分型。

1. **按斜颈姿态分型**　头颈过中线，以矢状面发生旋转，不论旋向左或向右，均称旋转型 ST。该型中有水平旋转，带有后仰动作的旋转或带有前屈动作的旋转 3 种，分别称水平旋转型、后仰旋转型和前屈旋转型。头颈过中线的矢状面侧屈向左或向右，称侧屈型，以双侧外耳和下颏三点相连组成的正中冠状面为准，ST 患者该面向前倾称前屈型 ST，该面向后仰称后仰型 ST。混合型 ST：颈部肌肉痉挛无规律，头颈姿态多变。

2. **按病情程度分型**　当肌肉痉挛时，中线矢状面发生旋转或侧屈，中位冠状面产生前倾或后仰，这时的矢状面或冠状面与正常头颈位相应的平面形成一定夹角。该角＞30°列入重型 ST，＜30°列入轻型 ST，混合型均列入重型 ST。

3．按肌肉痉挛的方式分型

（1）强直型：当肌肉呈持续性痉挛状态，ST 处于强直姿态。

（2）阵挛型：肌肉痉挛呈阵发性发作状态，ST 表现为阵挛姿态。

【诊断标准】

本病起病缓慢，病情逐渐加重，很少会自行消退或缓解。症状往往是突然出现，表现为颈部的牵拉、拖拉，或者是头部的不随意转动或急转。头部和颈部姿势的异常可表现为多种形式，可呈旋转型，侧斜、前倾和后仰，复合型偏移是最常见的形式。不到 1/3 的患者表现为单独（独立）的偏移。颊部、眼睑（睑痉挛）手臂（书写痉挛）和躯干是最常见的被累及部位，大约 25% 的患者有体位性或运动性手震颤。具有某些诱发和抑制因素是原发性肌张力障碍的特点，有代表意义的如通过接触下颌、面部、头部可以减轻肌张力障碍。肌电图检查可帮助了解哪些肌肉的活动是活跃的，哪些肌肉处于抑制状态，如属于后者，这些肌肉的支配神经不能被切断。对于复杂类型的 ST，可以行颈部 CT 水平扫描，扫描范围自枕外隆凸至第 7 颈椎椎体平面，扫描方式为连续薄层扫描。CT 片上可以测量左右两侧同肌肉的周径，加以比较，列出肥大肌肉的名称和侧别，协助发现受累肌肉的范围，以便手术中的准确选择。颅脑 CT、MRI 常无明显异常变化。

【鉴别诊断】

1．**癔症性斜颈**　表现为骤然起病，常因精神创伤而诱发。

2．**感染性斜颈**　发作时间短，持续数分钟或半小时，一般 3～10 天症状即可完全消失。

3．**迟发性运动障碍**　多由于服用药物引起，停药后症状逐渐缓解而自愈。

4．**先天性斜颈**　为小儿，多在产前即形成，主要表现为胸锁乳突肌挛缩，不肥大，无阵挛。

5．**全身性肌张力障碍**　根据疾病的转归和症状的广泛性可以与其区别。50 岁以下和症状不典型的患者应进行血浆铜蓝蛋白水平测定和眼部裂隙灯检查，以排除肝豆状核变性。

【治疗】

治疗的目的是缓解症状，改善生活质量和防止并发症。伴发抑郁症是功能障碍的重要原因，影响治疗效果。主要的治疗方法包括以下几种。

1. **针刺治疗** 选择百会穴、双侧舞蹈震颤区、情感区，运用经颅重复针刺刺激手法。体针：双侧风池穴；大椎穴；颈部夹脊穴，即颈椎旁开 0.5 寸进 4～5 针，双侧对称；在夹脊穴旁开 1.5 寸相当于斜方肌的外缘，针刺向脊柱方向斜刺 6 针，深度 1 寸；双侧胸锁乳突肌，斜刺 6 针，双侧共 12 针，方向向脊柱方向进针。要求"得气"，可以在痉挛的对侧用电针。

2. **肉毒毒素局部肌内注射。**

3. **药物治疗** 目前国外认为抗胆碱药物是治疗广泛性和局限性肌张力障碍的最有效药物。

4. **手术治疗** 应用镇静剂和抗震颤药物及颈部肌肉封闭治疗仅有减轻症状作用，迄今尚没有根治性药物，外科手术是治疗 ST 的有效手段。部分 ST 患者在短期有"自愈"可能，因此选择病程已有 6 个月以上的患者手术为宜。

典型病例

贾某，男，22 岁，司机，初诊时间 2020 年 4 月 1 日。

主诉：颈部向右偏斜 2 个月。

简要病史：患者于 2 个月前一次开车 20 余小时后，出现脖子向右侧偏斜，不能自行转正，于某医院就诊，诊断为"痉挛性斜颈"。拟给予肉毒毒素治疗，患者未接受。后去中医院治疗，给予汤药及针灸治疗，未见好转。遂来我处就诊。现患者脖子僵硬，偏向右侧，不能自行转正，需用右手控制头部向右侧的偏斜。饮食、睡眠、二便无异常。

体格检查：意识清楚，语言流利，查体合作。头颅正常，无畸形。脊椎生理弯曲存在，左侧胸锁乳突肌痉挛、肌腹肥大明显，头颈向右下倾斜、扭转，无其他阳性体征。四肢肌力均 5 级，肌张力对称存在，生理反射正常，病理反射未引出。转头及俯仰受限。生理反射正常，病理反射未引出。

辅助检查：头颈部磁共振检查未见异常。

肌电图示：右胸锁乳突肌、双斜方肌、双颈夹肌紧张，可见少量纤颤电位。

诊断：痉挛性斜颈。

治疗方案：针刺治疗。

穴位处方：经颅针刺激（百会穴、双舞蹈震颤区、情感区），体针（双侧风池、颈夹脊、胸锁乳突肌），腹针（腹三区）。

操作：患者端坐位，局部皮肤常规消毒，选取 0.30mm×40.0mm 一次性毫针，针刺顺序由上到下，头部穴位应用经颅重复针刺刺激手法，舞蹈震颤区向耳尖方向平刺，其余穴区均向后平刺，快速进针，以刺入帽状腱膜与骨膜之间为度，捻转频率为每分钟 200 次，持续行针 3～5 分钟。风池选取 0.30mm×75.0mm 一次性毫针，横向平刺进针，透刺另一侧风池；C_3～C_6 颈夹脊穴向脊柱方向直刺 15～25mm，左右交错进针，待后颈部有麻胀感即止；在夹脊穴旁开 1.5 寸，相当于斜方肌的外缘处，针刺向脊柱方向斜刺 6 针，深度 1 寸；双侧胸锁乳突肌斜刺 6 针，双侧共 12 针，向脊柱方向进针；腹三区直刺 20～30mm。待诸穴捻转得气后，连接电针仪，双侧舞蹈震颤区、情感区、双侧颈夹脊穴各连接一组电极，连续波，频率 10Hz，以患者耐受为度，电针 20 分钟。余穴留针 40 分钟，头部穴位留针需达 8 小时以上，嘱患者晚上睡觉前起针。针刺治疗每日 1 次。

治疗效果：

第 1 次治疗后，患者自觉颈部僵硬好转，可做少许活动。

第 7 次治疗后，患者可自行扶正颈部，并可持续一定时间。

第 30 次治疗后，基本恢复正常。患者仍坚持巩固 1 个月，后痊愈离去。

疗效评价：痊愈。

按语：痉挛性斜颈是由于肌张力障碍导致的颈及头部不自主运动，属于锥体外系疾病，也是神经系统疾病中的疑难病症。本病病因不明，尚无根治疗法。肉毒毒素局部治疗虽可改善症状，但由于疗效持续时间短，需要反复注射。而随着注射次数的增加，其疗效也在递减。大多数患者经过长时间治疗后失去信心，停止治疗。我们应用针灸治疗几十例患者，90%可获得满意疗效。有一罗姓患者曾在北京某医院多次注射肉毒毒素，首次治疗见效，后来治疗不但无效且病情逐渐加重，不仅有头颈不自主抖动，还出现双上肢不自主抽动。经过我们针灸治疗近3个月痊愈，恢复正常工作且升职，现在十余年未复发。取舞蹈震颤区配合百会穴、情感区，应用经颅针刺法，对调控锥体外系功能、改善肌张力失衡有良好作用；同时，对久病者的精神障碍亦可起到安神镇静的作用，促进病情向良好的方向发展；局部选穴有助于改善颈部的肌张力。

五、书写痉挛症

书写痉挛症多发生在从事单一模式工作的人群中，是由于职业因素长期从事手部精细动作，导致手部肌肉痉挛，出现以书写功能障碍为主的一种症状群。表现为患者在持笔时或开始写字时困难。这种痉挛现象主要发生在手指、腕部，甚至整个上肢。此病最重要的特点是书写状态时出现痉挛，非书写状态下症状消失。确切的病因尚不清楚，也无特效治疗方法。

【临床表现】

临床上常见于长期用手做精细操作的职业人员，例如教师、编辑、秘书、作家、画家、书法家、誊抄员、绘图员、打字员、电报员、弹琴者等。

1．主要表现　手指不灵活、不协调；手部肌肉出现痉挛性收缩或双手颤动，甚至整个手臂的肌肉均发生颤动，使双手的功能发生障碍，无法用手做精细工作；典型直观的见于持笔难，写字歪斜，重者无法握笔与书写。症状是逐渐发生的，开始时，仅感觉到（书写时）手指和前臂有些僵硬，易感疲乏，以后，随着症状加重，书写时局部肌肉发生痉挛性收缩。严重时，因手指屈肌发生强烈的痉挛性收缩，患者不能握笔。同时有一定程度的疼痛。

2．该病症常因躯体过度疲劳（尤其是手的疲劳）或心情紧张而诱发。且越是紧张，越怕字写不好，痉挛就越明显。如果改做其他不需用手去精细操作的事情，心情平静，操作起来则得心应手，痉挛程度很轻，甚至不发生痉挛。

3．中老年人容易罹患帕金森病或小脑性共济失调等神经系统疾病，得病后也可以出现手指痉挛或震颤等症状。

【诊断标准】

1．凡从事与原来相同的职业性工作时，就发生手部功能障碍，而做其他工作时，则完全正常，即可以诊断为书写痉挛。

2．患者思维敏捷，面无偏瘫，肌力正常，无肌肉萎缩，感觉存在，反射正常，脑部 CT 检查也无异常，故易与其他神经系统疾病鉴别。

【鉴别诊断】

一般认为原发性书写痉挛是特发性震颤的一种变异型，因为二者震颤频率相近，原发性书写震颤还常伴有轻度的上肢姿势性或运动性震颤，此外对特发性震颤有效的药物也能改善原发性书写震颤。原发性书写痉挛特别是任务诱导型，通常保持相对稳定状态，始终保持局限于手的震颤。但特发性震颤有家族发病倾向，酒精实验阳性，病程通常呈良性发展，以此可以鉴别。

【治疗】

1．针刺治疗　选择双侧运动区、双侧舞蹈震颤区、情感区，应用经颅重复针刺刺激手法。体针：选用大椎穴、双风池穴、患手对侧迎香穴、患手的局部穴位。手法以得气为度。

2．药物治疗　部分书写痉挛患者饮酒后症状可改善，约 1/2 患者服用普萘洛尔和氯硝西泮可减轻症状，小剂量的扑米酮（62.5mg/d）对震颤也有较好疗效，A 型肉毒毒素局部注射也有效，同时建议患者换另外的手写字或改用工具。

典 型 病 例

杨某，男，33 岁，职业工程师，江苏省淮南市人，初诊时间：2019 年 9 月 16 日。

主诉：书写时手部震颤 18 年。

简要病史：患者于 18 年前无明显诱因，出现书写时震颤，后逐渐加重。曾于上海某医院诊断为书写痉挛症。予以西药（具体不详）等治疗后病情无明显缓解，后病情继续发展，无法书写。为求中医治疗来我处就诊。现患者持笔时手部震颤，写字笨拙，严重甚至无法书写，越是紧张，越怕字写不好，痉挛就越明显。而做其他活动如持碗筷、用剪刀等均不受影响，活动自如，无痉挛发生，左手无异常。

体格检查：一般状态良好，意识水平、认知、定向力均正常，心肺、脊柱、四肢检查均未见异常，神经系统检查（－），右手肌力、肌张力正常。持笔困难，书写痉挛，字体潦草，不连贯。持笔时手部震颤，无法书写清晰可辨识的字迹。手掌及前臂无明显肌肉萎缩。

辅助检查：颈椎正侧位 X 线片、头部 CT、颈椎及头部 MRI 未见异常改变，右上肢肌电图正常。

诊断：书写痉挛症（书写运动障碍）。

治疗方案：针刺治疗。

穴位处方：经颅针刺激（双侧运动区、情感区、双侧舞蹈震颤区），体针（大椎、双风池穴、患手对侧迎香穴，鱼际、列缺、合谷、手三里、小海、曲池均为患侧）。

操作：头部穴位应用经颅重复针刺刺激手法，舞蹈震颤区向耳尖方向平刺进针，其余穴区均向后平刺，快速进针，刺至帽状腱膜下 30mm，行捻转泻法，手法要求由徐到疾捻转，捻转频率为每分钟 200 次，持续行针 3 ～ 5 分钟；体针常规针刺。得气后连接电针仪，双侧舞蹈震颤区、曲池－合谷接电极，连续波，频率 10Hz，以患者耐受为度，电针 20 分钟。配穴留针

40分钟，主穴留针需达8小时以上，嘱患者晚上睡觉前起针。针刺治疗每日1次。

治疗结果：

第1次治疗后，书写字迹可辨认，未针之前字迹无法辨认。

第3次治疗后，书写字迹明显改善，书写时手部震颤明显减轻。

第15次治疗后，书写字迹清晰可认，字迹不规整，书写字数不多。

第30次治疗后，每次书写字数增加，字迹可辨认，但还没达到正常流利书写。

患者未能痊愈，但症状得到改善。后因其他原因未继续治疗。

疗效评价： 显效。

按语： 本病确切的病因尚不清楚，大都认为与大脑基底节区的退行性变化及精神因素有关。西医尚无特效治疗方法，根据我们的临床经验，应用经颅重复针刺刺激疗法有效，如能坚持治疗，大部分患者可以痊愈。本病取患手对侧迎香穴是遵循"上有病而取之下，左有病而右治之"原则。

六、梅热综合征

梅热综合征（Meige syndrome）为临床上较罕见的神经系统疾病，属于节段性肌张力障碍的一种，又称特发性眼睑痉挛 – 口下颌肌张力障碍综合征。1910 年由法国学者 Henry Meige 首先报道，主要引起眼睑痉挛、面肌、下颌及颈肌各种形式的肌张力障碍，多见于中老年人。患者十分痛苦，影响正常生活。

【**临床表现**】

本病主要表现为眼睑痉挛和口下颌肌张力障碍，可分为 3 型：①眼睑痉挛；②眼睑痉挛合并口下颌肌张力障碍；③口下颌肌张力障碍。第 2 型为梅热综合征的完全型，第 1、3 型为不完全型。临床上主要累及眼肌和口下颌部肌肉。眼肌受累者表现为眼睑刺激感、眼干、畏光和瞬目频繁，后发展成不自主眼睑闭合，痉挛可持续数秒至数分钟。多数为双眼，少数由单眼起病，渐及双眼，影响读书、行走甚至导致功能性"失明"。眼睑痉挛常在精神紧张、强光照射、阅读、注视时加重，在讲话、唱歌、张口、咀嚼、笑时减轻，睡眠时消失。口下颌肌受累者表现为张口闭口、撇嘴、咧嘴、缩唇、伸舌扭舌、龇牙、咬牙等。严重者可使下颌脱臼，牙齿磨损以致脱落，撕裂牙龈，咬掉舌和下唇，影响发声和吞咽。痉挛常由讲话、咀嚼触发，触摸下巴、压迫颏下部等减轻，睡眠时消失。

【诊断标准】

主要依据患者的临床表现进行诊断：双侧眼睑不自主闭合，伴有对称性口面部肌肉的不规律收缩，情绪激动或强光下患者症状加重、平静时症状减轻、睡眠后症状消失为特征性的表现，MRI 及 CT 扫描无特征性的改变。

【鉴别诊断】

1. **重症肌无力（眼肌型）** 因眼睑下垂致眼裂变小，而非眼睑痉挛，用手能剥开，有晨轻暮重现象。可出现眼球活动障碍或复视。

2. **面肌痉挛** 常局限于一侧面神经支配肌，不伴口、下颌、舌肌张力障碍样不随意运动，偶可累及双侧，但双侧痉挛不同步。

3. **神经官能症** 伴情绪不稳、睡眠障碍，症状变化多、波动大，心理治疗有效。

4. **迟发性运动障碍** 有长期服用抗精神病药物史，受累肌常以蠕动为主，而非肌肉痉挛。

【治疗】

1. **针刺治疗** 选择百会穴、舞蹈震颤区、情感区，应用经颅重复针刺刺激手法。体针：选取双侧太阳穴、双侧四白穴、双侧迎香穴、双侧风池穴。手法以得气为度。

2. **其他治疗**

（1）药物治疗：临床常用口服药大致分为以下 4 类：①多巴胺受体阻滞

药物，可能与抑制突触前膜乙酰胆碱释放，增强中枢 γ-氨基丁酸能神经元的突触后抑制有关；②抗胆碱能药物，有报道称大剂量的抗胆碱药可缓解原发性梅热综合征的临床症状；③GABA-β 受体激动药，降低神经突触间传导，减低神经兴奋性，起到缓解痉挛的作用；④GABA 增强药物，如地西泮、氯硝西泮，但有报道称氯硝西泮联合奥氮平会加重梅热综合征眼睑痉挛。

（2）局部 A 型肉毒毒素注射治疗：A 型肉毒毒素局部注射可与周围胆碱能神经元高度选择性结合，并具有神经元内作用，阻断 Ca^{2+} 介导的突触前膜，抑制神经介质乙酰胆碱的释放，产生痉挛肌肉组织的失神经支配作用，达到缓解肌肉痉挛的效果。

（3）深部脑电刺激：由于苍白球体积大，易于定位，在基底节环路中的作用较丘脑底核强，因此国外的较多病例选择苍白球内侧作为治疗靶点。其机制是通过高频率电刺激改变基底神经节的异常放电，使基底神经节传导环路形成一个新的平衡，达到缓解肌张力障碍的目的。

（4）手术治疗。

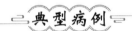

典型病例

王某，女，35 岁，职员，哈尔滨市人，初诊时间 2017 年 11 月 24 日。

主诉： 双眼睁眼困难伴眼睑痉挛 20 余日。

简要病史： 患者于 20 天前无明显诱因先出现右眼睁眼困难，4 天后逐渐发展为双眼睁眼困难，努力睁眼时出现眼睑痉挛，频繁眨动及张口动作。曾前往多家医院治疗，给予新斯的明 0.5mg 肌内注射无效果，中药汤剂口服治疗，症状无明显改善。为求进一步治疗来我处。现患者双眼睁眼困难，努力睁眼时出现眼睑痉挛，频繁眨动及张口动作。饮食、睡眠、二便尚可。

辅助检查： 胸腺 CT、头部 MRI、肌电图、眼科检查等均未见异常。

体格检查： 意识清楚，言语流利，对答切题，认知及定向力正常，双侧瞳孔等大同圆，对光反射灵敏，眼球各向运动正常，辐辏反射正常。双眼睑闭合可、睁开困难，努力睁眼时出现眼睑痉挛，频繁眨动及张口动作。四肢肌力、肌张力正常，共济运动及感觉检查无异常，四肢腱反射对称存在，病理反射及脑膜刺激征未引出。

诊断：梅热综合征。

治疗方案：针刺治疗。

穴位处方：经颅针刺激（百会穴、情感区、双侧舞蹈震颤区），体针（风池、太阳、攒竹、四白、迎香、地仓、合谷、足三里、三阴交、公孙、太白、气海均为双侧）。

操作：头部穴位应用经颅重复针刺刺激手法，舞蹈震颤区向耳尖方向平刺，其余穴位均向后平刺，快速进针，以刺入帽状腱膜与骨膜之间为度，行小幅度捻转，频率为每分钟 200 次，持续行针 3～5 分钟。风池穴向人中方向斜刺 20～30mm。诸穴得气后使用电针治疗仪，连续波刺激 20 分钟，强度以患者耐受为度。每日 1 次，每次 40 分钟。

治疗结果：

针刺 2 天：左眼可见 0.2cm 左右的缝隙。

针刺 7 天：眼睑面口痉挛减轻，持续捻针刺激下可正常睁眼，即刻效应明显，捻针后可睁眼，持续数分钟。

针刺 14 天：眼睑面口痉挛明显改善，睁眼时间可持续在 30 分钟左右。

针刺 21 天：诸症好转，睁眼持续时间逐渐延长，双眼可见 0.5cm 左右的缝隙，已不影响正常生活。

针刺 49 天：双眼睁眼正常，为巩固疗效，继续针刺治疗。

针刺 54 天：病情基本稳定，随访。

疗效评价：痊愈。

按语：本病患者女性多于男性，表现为眼睑、面、口的不自主抽动，重者影响正常生活。多数患者发病从眼部开始，表现为不自主闭眼，所以大部分患者初期就诊于眼科，给早期诊断和治疗带来了困难。我们发现，早期确诊未经过其他治疗的患者，尽早开始针灸治疗则见效快、疗程短，几乎所有病例都可以痊愈。而病程长，经过肉毒毒素治疗未愈的患者，针刺治疗效果差。因此，早期诊断和针灸干预治疗，与预后呈正相关。

七、不宁腿综合征

不宁腿综合征（restless leg syndrome，RLS），又称不安腿综合征，是临床常见的神经系统感觉运动障碍性疾病，其主要表现为强烈的、几乎不可抗拒的活动腿的欲望，大多发生在傍晚或夜间，安静或休息时加重，活动后好转。RLS 严重影响患者的生活质量，尤其可导致失眠、抑郁和焦虑。流行病学研究表明 RLS 与神经 – 精神疾病、心脑血管疾病、肾脏疾病、营养代谢性疾病及妊娠等存在明显的相关性。由于 RLS 的诊断主要依靠相对缺乏特异性的临床症状，无明确的基因、生物学标志物及多导睡眠监测诊断金标准，因此目前对该病的诊断率较低，治疗方法尚不规范。

【临床表现】

RLS 的典型临床表现为强烈、迫切想要移动肢体的冲动 / 欲望，夜间睡眠或安静时出现或加重，患者对肢体深处不适感描述各异，如蚁爬感、蠕动感、灼烧感、触电感、憋胀感、酸困感、牵拉感、紧箍感、撕裂感，甚至疼痛。这种不适感尤以小腿显著，也可累及大腿及身体其他部位，如上肢、头部、腹部，且通常呈对称性。患者需要不停地活动下肢或下床行走，一旦恢复休息状态会再次出现上述不适感。其临床症状具有特征性昼夜变化规律，腿部不适感多出现在傍晚或夜间，发作高峰为午夜与凌晨之间，白天症状相对轻微。此外，患者也常伴随其他临床特征，如 60% ～ 90% 的 RLS 患者存在睡眠紊乱，包括入睡困难、睡眠维持困难、睡眠期或清醒期周期性肢体运动，常导致日间疲劳、困倦、抑郁及焦虑。

【诊断标准】

诊断需同时满足以下 1 ～ 3 条：

1. 有迫切需要活动腿部的欲望，通常伴腿部不适感或认为是由于腿部不适感所致，同时符合以下症状：症状在休息或不活动状态下出现或加重，如躺着或坐着；运动可使症状部分或完全缓解，如行走或伸展腿部，至少活动时症状缓解；症状全部或主要发生在傍晚或夜间。

2. 上述症状不能由其他疾病或行为问题解释（如腿抽筋、姿势不适、肌痛、静脉曲张、下肢水肿、关节炎或习惯性踢脚）。

3. 上述症状导致患者忧虑、苦恼、睡眠紊乱，或心理、躯体、社会、职业、教育、行为及其他重要功能障碍。

支持诊断的依据：多导睡眠图（PSG）发现睡眠周期性肢动（PLMS）指数增高，多巴胺制剂有效，RLS 阳性家族史，显著日间思睡。

【鉴别诊断】

1. 夜间腿肌痉挛　为夜间突然起病的肌肉疼痛痉挛，伸展腿部、站立、走动时可使症状缓解，但有比较严重的肌肉疼痛，而不是感觉异常。单侧肢体和局限性多见，常可触及挛缩的肌肉。

2. 静坐不能　应用多巴胺能受体阻断剂后因内心的不安宁感而出现的坐立不安。常伴轻度锥体外系症状，无家族史、昼夜变化规律，很少影响睡眠。

【治疗】

1. 针刺治疗　选择双侧足运感区、情感区，应用经颅重复针刺刺激手法。

2. 一般治疗

（1）建议避免使用可能诱发 RLS 的药物。

（2）推荐保持良好睡眠卫生习惯。目前国际上公认的药物治疗包括铁剂、多巴胺受体激动剂、多巴胺能制剂、阿片类受体激动剂以及其他药物。

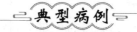

典型病例

刘某，女，48 岁，自由职业，初诊时间 2019 年 8 月 6 日。

主诉：双下肢不适感 10 年。

简要病史：患者于 10 年前无明显诱因夜间睡眠时出现双脚及脚踝冰冷

不适，具体难以描述，下床行走数分钟后缓解，返回床上后以上症状再次出现，如此一夜间反复出现数次，严重影响睡眠，于当地医院就诊，诊断为风湿病。10年间病情波动，时轻时重，曾于多处治疗，症状未见明显改善。遂来我处就诊。现患者自觉小腿、脚踝、双脚严重冰冷感，夜间症状严重，难以入睡，经按摩、拍打后或下床行走后感觉舒服，白天活动正常，皮肤温度正常。

辅助检查：双下肢肌电图、血管超声及X线检查均未见异常。

体格检查：意识清楚，一般状态良好，认知、语言、定向正常，焦虑面容，脑神经检查正常，四肢肌力、肌张力、腱反射正常，下肢外观正常，双下肢皮温、皮色正常，无红肿、压痛，膝关节无肥大、畸形，触诊下肢动脉搏动正常，下肢围度对称。

诊断：不宁腿综合征（感觉障碍）。

治疗方案：针刺治疗＋改善睡眠习惯、适当运动。

穴位处方：经颅针刺激（双侧足运感区、情感区），体针（安眠穴、太冲、照海、三阴交、阳陵泉、足三里、丘墟均双侧）。

操作：头部穴位应用经颅重复针刺刺激手法。要求每个针刺区捻转3～5分钟，每分钟200次以上的频率，休息30分钟重复上述方法2～3次。诸穴得气后，连接电针仪，双侧足运感区、情感区、同侧足三里和丘墟、同侧三阴交和太冲各连接一组电极，连续波，频率10Hz，电针20分钟。配穴留针40分钟，头部穴位留针需达8小时以上，嘱患者晚上睡觉前起针。针刺治疗每日1次。

治疗结果：

第1次治疗后，患者自述昨夜一夜安眠，双腿未感觉发凉。

第2次治疗后，患者自述感觉小腿稍有凉感，但未影响睡眠。

经治疗1周后，患者自述感觉小腿症状基本消失。

2周治疗后，诸症消失，睡眠恢复正常。

疗效评价：痊愈。

按语：本病的诊断以自觉症状为主，多无阳性体征可查，故临床易误诊和漏诊，患者十分痛苦。患者在安静的时候，双下肢出现冷、热、麻木，甚至疼痛等感觉异常，活动或局部按摩则症状减轻；日久不愈或严重者，影响睡眠并伴有焦虑不安等神经精神障碍。本病原因尚不清楚，可能与某种神经递质代谢异常有关。针对本病下肢感觉异常和伴随神经精神症状，取足运感区配合情感区疗效较好，大多数患者针刺一次就明显改善。尤其足运感区对腰以下的各种感觉异常（含疼痛、麻木、冷或热等）均有很好的疗效。

八、肝豆状核变性

肝豆状核变性（hepatolenticular degeneration，HLD）又称威尔逊病（Wilson disease，WD），于 1912 年由 Wilson 首先描述，是一种遗传性铜代谢障碍所致的肝硬化和以基底核为主的脑部变性疾病。临床特征为进行性加重的锥体外系症状、精神症状、肝硬化、肾功能损害及角膜色素环（K-F 环）。

【临床表现】

本病多见于 5 ~ 35 岁，少数可迟至成年期，男稍多于女。以肝脏症状起病者平均年龄约 11 岁，以神经症状起病者平均年龄约 19 岁。

1. **神经症状** 主要是锥体外系症状，表现为肢体舞蹈样及手足徐动样动作，肌张力障碍，怪异表情，静止性、意向性或姿势性震颤，肌强直，运动迟缓，构音障碍，吞咽困难，屈曲姿势及慌张步态等。20 岁之前起病常以肌张力障碍、帕金森综合征为主，年龄更大者多表现震颤、舞蹈样或投掷样动作。小脑损害导致共济失调和语言障碍，锥体系损害出现腱反射亢进、病理反射和假性延髓麻痹等，下丘脑损害产生肥胖。持续高热及高血压，少数患者可有癫痫发作。病情常缓慢发展，呈阶段性缓解或加重，亦有进展迅速者，特别是年轻患者。

2. **精神症状** 主要表现为情感障碍和行为异常，如淡漠、抑郁、欣快、兴奋躁动、动作幼稚或怪异、攻击行为、生活懒散等，少数可有各种幻觉妄想、人格改变、自杀等。

3．肝脏症状　约 80% 患者发生肝脏受损的征象。大多数表现为非特异性慢性肝病症状群，如倦息、无力、食欲缺乏、肝区疼痛、肝大或缩小、脾大及脾功能亢进、黄疸、腹水、蜘蛛痣、食管静脉曲张破裂出血及肝性脑病等。10% ～ 30% 的患者发生慢性活动性肝炎，少数患者呈现无症状性肝、脾大，或仅转氨酶持续升高。因肝损害还可使体内激素代谢异常，导致内分泌紊乱，出现青春期延迟、月经不调或闭经，男性乳房发育等。极少数患者以急性肝衰竭和急性溶血性贫血起病，多于短期内死亡。

4．眼部异常　K–F 环是本病最重要的体征，见于 95% ～ 98% 患者，绝大多数为双眼，个别为单眼。大多在出现神经系统受损征象时就可发现此环，位于角膜与巩膜交界处，在角膜的内表面上，呈绿褐色或金褐色，宽约 1.3mm，光线斜照角膜时看得最清楚，但早期常需用裂隙灯检查方可发现。少数患者可出现晶状体浑浊、暗适应下降及瞳孔对光反应迟钝等。

【诊断标准】

1．肝病史、肝病体征或锥体外系表现。

2．血清铜蓝蛋白显著降低和 / 或肝铜增高。

3．角膜 K–F 环。

4．阳性家族史。

符合 1、2、3 或 1、2、4 可确诊本病；符合 1、3、4 为很可能的肝豆状核变性；符合 2、3、4 为很可能的症状前肝豆状核变性；如具有 4 条中的 2 条则为可能的肝豆状核变性。

【鉴别诊断】

本病临床表现复杂多样，鉴别诊断上应从肝脏及神经系统两个方面进行考虑，须重点鉴别的疾病有急（慢）性肝炎、肝硬化、风湿性舞蹈症、亨廷顿病、原发性肌张力障碍、帕金森病和精神病（如精神分裂症、躁狂症、抑郁症）等。

【治疗】

1. **针刺治疗** 选择双侧运动区、双侧舞蹈震颤区、情感区，应用经颅重复针刺刺激手法。

2. **其他治疗** 药物基本原则是低铜饮食，用药物减少铜的吸收和增加铜的排出；其他还可以对症治疗、手术治疗。治疗越早越好，对症状前期患者也需及早进行治疗。

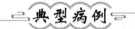

典型病例

朱某，女，28 岁，职员，哈尔滨市人，初诊时间 2019 年 7 月 24 日。

主诉：肢体、头面多处不自主运动 2 年。

简要病史：患者 2 年前于北京某医院确诊为肝豆状核变性，给予系统治疗，现口服青霉胺（每日 6 片），二巯丙醇静脉滴注，症状缓解。为求中医治疗来我处。现症见患者语言含糊不清，难以辨认，双上肢不自主运动，手指上翘，不能控制。面部肌肉不自主抽动，头颈不自主摇摆，肌肉痉挛。

体格检查：意识清楚，反应略慢，言语含糊，对答切题，额纹对称，双眼角膜可见 K-F 环，双眼各方向运动尚可，水平眼震（＋），瞳孔等大同圆，光反射存在，鼻唇沟对称，伸舌居中，咽反射存在，上肢不自主运动、手指上翘，面部肌肉不自主抽动，头颈不自主摇摆，肌张力增高，腱反射亢进。下肢病理征阳性。

辅助检查：生化全项示谷丙转氨酶轻度升高；血清铜测定：超出正常参考值。

诊断：肝豆状核变性。

治疗方案：针刺治疗 + 药物基础治疗。

穴位处方：经颅针刺激（百会穴、双侧舞蹈震颤区、情感区），体针（上廉泉、外金津、外玉液、大椎、双侧风池、双侧地仓、双侧迎香、双侧太冲、双侧照海、双侧通里）。

操作：头部穴位应用经颅重复针刺刺激手法，要求每个穴区捻转 3～5 分钟，频率为每分钟 200 次以上，中间休息 30 分钟，连续操作 3 次。体针以得气为度。连接电针仪，双侧舞蹈震颤区、情感区、双侧风池各连接一组电极，连续波，频率 10Hz，以患者耐受为度，电针 20 分钟。体穴留针 40 分钟，头部穴位留针需达 8 小时以上，嘱患者晚上睡觉前起针。针刺治疗每日 1 次，2 周为一疗程。

治疗结果：

第 1 次治疗后，患者言语好转，尚可辨认。

第 5 次治疗后，患者言语明显好转，简单语言可辨识和交流，可与人简单沟通。

第 10 次治疗后，可与人简单交流，手指灵活。

第 16 次治疗后，患者语言较流利，可与人比较正常地交流，不自主运动明显改善，手指灵活。

第 23 次治疗后，患者已能恢复工作，并停止治疗。患者离开时的状况，语言较流利，可与人进行较正常的沟通与交流，不影响正常的工作与生活。

疗效评价：显效。

按语：肝豆状核变性是铜代谢障碍，导致铜在大脑的豆状核、大脑皮质和肝脏蓄积而引起的一系列锥体外系症状。表现为多样的不自主运动，肢体、颜面、语言功能的异常和肌张力障碍。大脑皮质的铜蓄积导致认知功能障碍，甚至痴呆。肝功能可异常，甚至衰竭。目前，西医应用金属络合剂，如青霉胺、二巯丙醇，有一定疗效。我们在应用西药的基础上，加上经颅重复针刺刺激疗法，通过舞蹈震颤区调节锥体外系功能，认知情感区改善认知功能，诸穴合用，可明显改善患者症状。

九、舞蹈症

舞蹈症为肢体不规则、无节律和无目的的不自主运动，表现为耸肩、转颈、伸臂、抬臂、摆手和手指伸屈等动作，上肢比下肢重，远端比近端重，随意运动或情绪激动时加重，安静时减轻，入睡后消失。多继发于脑炎、颅内肿瘤、脑血管病等。

【临床表现】

因导致本病的病因存在差异，症状表现也各异。头面部可出现挤眉弄眼、噘嘴伸舌等动作。肢体表现为耸肩、转颈、伸臂、抬臂、摆手和手指伸屈等动作。通常为全身性，程度轻重不一，典型表现为手指弹钢琴样动作和面部怪异表情，累及躯干可产生舞蹈样步态，可合并手足徐动及投掷症。舞蹈样不自主运动大量消耗能量，可使体重明显下降，常见睡眠和 / 或性功能障碍。

【鉴别诊断】

本病应与风湿性舞蹈症、良性遗传性舞蹈症、发作性舞蹈手足徐动症、棘红细胞增多症、肝豆状核变性迟发性运动障碍鉴别。

【治疗】

1. **针刺治疗** 选择双侧舞蹈震颤区、双侧运动区、情感区，应用经颅重复针刺刺激手法。

2. **药物治疗** 对舞蹈症状可选用：

（1）多巴胺受体阻滞剂：氟哌啶醇 1～4mg，每日 3 次；氯丙嗪 12.5～50mg，每日 3 次；奋乃静 2～4mg，每日 3 次；硫必利 100～200mg，每日 3 次；以及匹莫齐特等。均应从小剂量开始，逐渐增加剂量，用药过程中应注意锥体外系副作用。

（2）中枢多巴胺耗竭剂：丁苯那嗪 25mg，每日 3 次。

（3）补充中枢 γ - 氨基丁酸或拟胆碱药物：一般疗效不佳。

典型病例

杨某，女，68岁。2009年4月28日初诊。

主诉：右侧半身不自主运动，肩手疼痛10日。

简要病史：该患者半个月前曾患感冒，时发热咳嗽，至10日前渐愈，仅偶有微咳。10日前突然出现右侧上下肢不自主运动，上肢重于下肢。遂至某医院就诊，头部MRI显示：基底节腔隙性梗死灶。诊断为脑梗死，住院治疗9日，效果不显出院。现右侧肩手疼痛，右上肢不自主无规律性大幅度扭动，致使生活不能自理，甚至不能自己用勺子吃饭，右下肢不自主抖动，有时不能控制以致踢人，症状紧张时加剧，睡眠时消失。伴有偶发咳嗽，少量白痰易咳。

体格检查：意识清楚，面容痛苦焦虑，对答切题，眼球各向运动可，双瞳孔等大等圆，光反射存在，颈软，无抵抗。左手把持右手，右肩不时耸动，坐卧位时右腿抖动。右上下肢不规则、无节律地不自主运动，如耸肩、抬手、抖腿等，右上肢肌张力低，肌力尚可，腱反射对称，余病理征未引出。

诊断：舞蹈症。

治疗方案：针刺治疗＋脑血管疾病二级预防。

穴位处方：经颅针刺激（双侧舞蹈震颤区、双侧运动区、情感区），体针（双侧风池，肩髃、曲池、手三里、外关、合谷、风市、阳陵泉、三阴交、足三里、太溪、丘墟、太冲均为患侧），腹针（腹二区）。

操作：患者仰卧位，常规消毒，选取0.35mm×40.0mm一次性毫针，针刺顺序由上到下，头部穴位应用经颅重复针刺刺激手法，舞蹈震颤区向耳尖方向平刺，其余穴区均向后平刺，快速进针，以进入帽状腱膜与骨膜之间为度，行小幅度捻转泻法，手法要求由徐到疾捻转，频率为每分钟200次，持续行针3～5分钟。配穴中，风池选取0.30mm×75.0mm一次性毫针，横向平刺进针，透刺对侧风池；肩髃从上向下直刺25～35mm，曲池、手三里、外关循经斜刺 20 ～ 30mm，合谷直刺 10 ～ 20mm，风市、阳陵泉、三阴交、足三里直刺 25 ～ 35mm，太溪、丘墟、太冲直刺 10 ～ 20mm。四肢配穴均行提插平补平泻手法，持续捻转 1 ～ 3 分钟，使针感在上、下肢放射为宜。诸穴捻转得气后，连接电针仪，双侧运动区、双侧舞蹈震颤区、情感区、同侧曲池与合谷、同侧阳陵泉和丘墟各连接一组电极，连续波，频率 10Hz，以患者四肢肌肉微抽动收缩为度，电针 20 分钟。体穴留针 40 分钟，头部穴位留针需达 8 小时以上，嘱患者晚上睡觉前起针。针刺治疗每日 1 次。

治疗结果：

第 1 次治疗后，患者不自主活动显著减轻。

第 5 次治疗后，患者手臂运动可基本控制，上肢酸疼减轻，右腿基本无抖动，但症状有时波动。

第 15 次治疗后，患侧肢体不自主运动基本得到控制。

治疗评价： 显效。

按语： 本病以四肢、颜面与躯干肌出现极快的、不规律的、无意义的、不随意运动为特征。起病缓慢，也可以在一次情绪激动后骤然发生，表现为舞蹈样动作。此种不自主运动可发生于身体任何部位。如上肢各关节交替发生屈曲伸直、扭转等动作；颜面表情呈举眉耸额、眨眼、努嘴、吐舌（鬼脸样动作）并随时变换；下肢以足部为重。在睡眠时完全消失。肌张力松弛，反射减弱，常发生于青少年和老年。根据大脑功能定位与头皮表面对应关系，针刺双侧运动区、舞蹈震颤区，既可激发皮质脊髓束的功能，又可改善锥体外系功能，以控制肢体的不随意运动，促进患侧肢体的功能恢复，以达治愈之功。

第三节　脊髓炎与脊髓损伤

一、脊髓炎

脊髓炎是由病毒、细菌、螺旋体、立克次体、寄生虫、原虫、支原体等病原体感染引起，或由感染所致的脊髓灰质和 / 或白质的炎性病变，以下肢瘫痪、感觉障碍和自主神经功能障碍为其临床特征。急性脊髓炎是临床最常见的一种脊髓炎，又称急性横贯性脊髓炎，是指各种感染后引起自身免疫反应所致的急性横贯性脊髓炎性病变，以病损平面以下肢体瘫痪、传导束性感觉障碍和尿便障碍为特征。多见于青壮年，无性别差异，散在发病，可见于任何季节。

【临床表现】

起病急，伴有低热，病变部位神经根痛，肢体麻木无力，病变节段束带感；亦无任何症状而突然瘫痪。数小时或数日内出现受累平面以下运动障碍、感觉缺失，及膀胱、直肠括约肌功能障碍。胸段脊髓炎最常见，尤其是 $T_{3\sim5}$ 节段，颈髓、腰髓次之。

1．运动障碍　起病急，进展快，早期为脊髓休克期，出现肢体瘫痪、肌张力减低、腱反射消失、病理反射阴性，2 ～ 4 周进入恢复期，肌张力、腱反射逐渐增高，出现病理反射。脊髓损伤严重时，常导致屈肌张力增高，下肢任何部位的刺激或膀胱充盈，均可引起下肢屈曲反射和痉挛，伴出汗、竖毛、尿便自动排出等症状。

2．感觉障碍　病变节段以下所有感觉丧失，在感觉缺失平面的上缘可有感觉过敏或束带感。

3．自主神经功能障碍　早期表现为尿潴留，脊髓休克期可出现充盈性尿失禁，随着脊髓功能恢复可出现充溢性尿失禁。平面以下少汗或无汗、皮肤脱屑及水肿、指（趾）甲松脆和角化过度等，平面以上可出现出汗过度、皮肤潮红、反射性心动过缓等。

【诊断标准】

可根据急性起病，病前有感染或预防接种史，迅速出现的脊髓横贯性损害的临床表现，结合脑脊液检查和 MRI 检查来进行诊断。

1. **脑脊液检查**　压颈试验通畅，少数病例脊髓水肿严重可有不完全梗阻。脑脊液压力正常，外观无色透明，细胞数和蛋白含量正常或轻度增高，以淋巴细胞为主，糖和氯化物正常。

2. **MRI 检查**　病变部脊髓增粗，病变节段髓内多发片状或较弥散的 T_2 高信号，强度不均，可有融合。

【鉴别诊断】

1. **视神经脊髓炎**　属于脱髓鞘疾病，除有横贯性脊髓炎的症状外，还有视力下降或视觉诱发电位（VEP）异常，视神经病变可出现在脊髓症状之前、同时或之后。

2. **脊髓血管病**　缺血性的脊髓血管病病变水平相应部位出现根痛、短时间内出现截瘫、痛温觉缺失、尿便障碍，但深感觉保留；出血性的脊髓血管病脊髓出血少见，多由外伤或脊髓血管畸形引起，起病急骤伴有剧烈背痛，肢体瘫痪和尿便潴留。可呈血性脑脊液，MRI 检查有助于诊断。

3. **急性脊髓压迫症**　脊柱结核或转移癌，造成椎体破坏，突然塌陷而压迫脊髓，出现急性横贯性损害。脊柱影像学检查可见椎体破坏、椎间隙变窄或椎体寒性脓肿等改变，转移癌除脊柱影像学检查外可做全身骨扫描。

4. **急性硬脊膜外脓肿**　临床表现与急性脊髓炎相似，但有化脓性病灶及感染病史，病变部位有压痛，椎管有梗阻现象，外周血及脑脊液白细胞增高，脑脊液蛋白含量明显升高，MRI 可帮助诊断。

5. **急性炎症性脱髓鞘性多发性神经病**　肢体呈弛缓性瘫痪，末梢型感觉障碍，可伴脑神经损害，括约肌功能障碍少见，即使出现，一般也在急性期数天至 1 周内恢复。

6. **人类 T 淋巴细胞病毒 Ⅰ 型相关脊髓病**　是人类淋巴细胞 Ⅰ 型病毒慢性感染所致的免疫异常相关的脊髓病变，以缓慢进行性截瘫为临床特征。

【治疗】

1. 针刺治疗　如有运动、感觉功能障碍，可选择双侧运动区、双侧感觉区，配合情感区。应用经颅重复针刺刺激手法，每隔 15 分钟行手法 1 次，重复 3 次。可以长留针，但中间要实施手法。在针刺治疗中可配合患病的肢体活动。伴有二便障碍、尿潴留与尿失禁，可选择双侧足运感区。

2. 综合治疗

（1）一般治疗：加强护理，防治各种并发症，有呼吸困难者应及时吸氧，保持呼吸道通畅，选用有效抗生素来控制感染，必要时气管切开行人工辅助呼吸。排尿障碍者应保留无菌导尿管。保持皮肤清洁，按时翻身、拍背吸痰，易受压部位加用气垫或软垫以防发生压疮。皮肤发红部位可用 10% 乙醇或温水轻轻擦揉，并涂以 3.5% 安息香酊，有溃疡形成者应及时换药，应用压疮贴膜。

（2）药物治疗：急性期应用类固醇皮质激素，采用大剂量甲泼尼龙短程冲击疗法，或应用大剂量免疫球蛋白静脉滴注。应用维生素 B 族有助于神经功能的恢复。也可以根据病原学检查和药敏试验结果选用抗生素，及时治疗呼吸道和泌尿系统感染，以免加重病情。

（3）康复治疗：早期应将瘫痪肢体保持功能位，促进肌力恢复，并进行被动、主动锻炼和局部肢体按摩。

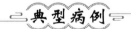
典型病例

陈某，男，43 岁。2012 年 4 月 25 日初诊。

主诉：双下肢麻木无力 1 个月。

简要病史：患者于 2012 年 3 月 25 日晨起无明显诱因出现右下肢麻木，当天下午症状加重出现右下肢无力，次日左下肢也开始出现麻木无力，遂立即前往当地医院就诊，诊断为脊髓炎，收住院系统治疗。经激素冲击及一般治疗后病情稳定出院。出院时患者遗留双下肢无力，不能伸直下肢抬离床面，双下肢感觉麻木，小便潴留（留置导尿），大便秘结，3～4 天使用开塞露辅助排便。为继续中西医康复治疗改善以上症状来我处就诊。入院前10天无明显诱因出现右下肢麻木，未予重视，病情进行性加重，昨日发展为右下肢无力瘫痪，并逐渐出现左下肢麻木无力。就诊时双下肢麻木无力，右下肢为重，腰疼，大便5日未行，小便潴留，留置导尿。

体格检查：意识清楚，言语流利，对答切题，认知、定向正常，反应迅速，面容焦虑，脑神经功能正常，周身皮肤无破溃压疮，上肢关节活动度、肌力、肌张力均正常，上肢腱反射存在。双下肢各关节被动活动度（PROM）：踝关节屈曲10°，余关节活动正常。双下肢肌力：屈髋肌群3-级，屈膝肌群3-级，屈踝肌群2-级，余不能配合检查。T$_{12}$平面以下痛温觉减退。双下肢肌张力略增高。下肢腱反射亢进，巴宾斯基征阳性。球（海绵体）-肛门反射出现。

辅助检查：胸椎MRI示胸2～3椎体水平脊髓内异常信号，考虑脊髓炎。

诊断：脊髓炎（运动功能障碍，感觉障碍，二便障碍）。

治疗方案：针刺治疗+一般内科治疗+康复治疗。

穴位处方：经颅针刺激（运动区、感觉区、情感区、足运感区），体针（夹脊穴、足三里、三阴交、伏兔、悬钟、阳陵泉、中极、关元）。

操作：患者仰卧位，局部皮肤常规消毒，选取0.30mm×40.0mm一次性无菌针灸针，头部穴区均向后平刺，快速进针，刺至帽状腱膜下30mm，捻转频率为每分钟200次，持续行针3～5分钟。夹脊穴平刺，足三里直刺20～30mm，三阴交斜刺20～30mm，伏兔直刺10～20mm，悬钟直刺5～8mm，阳陵泉、中极、关元直刺10～15mm。诸穴得气后，连接电针仪，夹脊穴采用平行电场方式连接电针，双侧足运感区、双侧感觉区、同侧足三里和悬钟、中极和关元各连接一组电极，连续波，频率10Hz，电针20分钟。配穴留针40分钟，主穴留针需达8小时以上，嘱患者晚上睡觉前起针。针刺治疗每日1次，2周为一疗程。

治疗结果：

第1次治疗后，自觉患病肢体麻木症状有一定减轻。

第 5 次治疗后，下肢力量增强，立位平衡达 3 级，可辅助下短距离行走，可见溢尿。

第 15 次治疗后，肢体力量改善，可短距离行走。

治疗评价：显效。

按语：治疗本病时，要根据大脑皮质功能定位与头皮表面对应关系选取穴区，通过对上位中枢的调节，改善下位中枢病变造成的功能障碍。脊髓炎与脊髓损伤所致的运动功能障碍（截瘫），根据肌力瘫痪的程度，可分为 6 级（0～5 级）。经颅重复针刺刺激疗法可应用于脊髓损伤的各级瘫痪，但是最佳适应证为关键肌肌力 3 级以上的瘫痪。

二、脊髓损伤

脊髓损伤是脊柱骨折的严重并发症，由于椎体的移位或碎骨片突入于椎管内，使脊髓或马尾神经产生不同程度的损伤。胸腰段损伤使下肢的感觉与运动产生障碍，称为截瘫；而颈段脊髓损伤后，双上肢也有神经功能障碍，为四肢瘫痪。

【临床表现】

1. **脊髓震荡**　损伤平面以下感觉、运动及反射完全消失或大部分消失，数小时至数天后逐渐恢复。

2. **不完全性脊髓损伤**　损伤平面以下保留某些感觉和运动功能。

（1）前脊髓综合征：四肢瘫痪，下肢重于上肢，但下肢和会阴部仍保持位置觉和深感觉，有时保留有浅感觉，预后最差。

（2）后脊髓综合征：脊髓受损平面以下运动功能和痛温觉、触觉存在，但深感觉全部或部分消失。

（3）脊髓中央管周围综合征：损伤平面以下四肢瘫，上肢重于下肢，没有感觉分离。

（4）脊髓半切综合征：损伤平面以下同侧肢体的运动及深感觉消失，对侧肢体痛觉和温觉消失。

3．完全性脊髓损伤　损伤平面以下的最低位骶段感觉、运动功能完全丧失，包括肛门周围的感觉和肛门括约肌的收缩运动丧失，称为脊髓休克期。2～4周后演变为痉挛性瘫痪，肌张力增高，腱反射亢进，出现病理性锥体束征。胸段脊髓损伤表现为截瘫，颈段脊髓损伤表现为四肢瘫。上颈椎损伤的四肢瘫均为痉挛性瘫痪；下颈椎损伤的四肢瘫，其上肢表现为弛缓性瘫痪，下肢表现为痉挛性瘫痪。

4．脊髓圆锥损伤　会阴部皮肤感觉缺失，括约肌功能丧失导致大小便不能控制和性功能障碍，双下肢的感觉和运动正常。

5．马尾神经损伤　损伤平面以下弛缓性瘫痪，有感觉、运动功能及性功能障碍，括约肌功能丧失，肌张力降低，腱反射消失，没有病理性锥体束征。

【**损伤分级标准**】

脊髓损伤的严重程度根据 ASIA 脊髓损伤评定量表进行分类。

AISA A 级：肛周感觉和肛门括约肌随意收缩均缺失。

AISA B 级：在损伤节段水平以下保留了部分感觉，但运动评分为 0。

AISA C 级：在损伤节段以下存在部分运动功能，但运动评分累计达不到正常的 50%。

AISA D 级：在损伤节段以下运动评分累计为正常水平的 50% 或高于 50%。

【**诊断标准**】

可参考临床表现和影像学检查。

1．临床表现　由于外界直接或间接因素导致脊髓损伤，在损害的相应节段出现各种运动、感觉和括约肌功能障碍，肌张力异常及病理反射等相应改变。

2．影像学检查　脊柱 X 线、CT、MRI 等检查手段可提供直观的影像学证据。

【支持诊断的依据】

MRI 检查：脊髓挫伤的患者表现为骨髓损伤部位明显变粗，边缘不规则，长 T_1、T_2 信号，其间可伴有出血，同时信号会根据人体红细胞内血红蛋白代谢转化情况的变化而变化，急性期 T_1WI 表现为等信号或者高信号，T_2WI 表现为高信号，亚急性期 T_1WI 表现为高信号区，T_2WI 表现为低信号区。脊髓受压的患者可发现脊髓受压部位明显变窄，上下部位较粗，但不伴随出血，一般不会形成软化灶，若受损严重，脊髓缺血坏死会出现软化灶。

【鉴别诊断】

脊髓损伤需要与脊髓的其他疾病，如脊髓肿瘤和脊髓的相关病变做鉴别。脊髓损伤多表现为突发起病、有明显外伤史，而脊髓病变以及脊髓肿瘤多为慢性起病，很少突然发作。

【治疗】

1. **针刺治疗**　选择双侧运动区、双侧感觉区，配合情感区，应用经颅重复针刺刺激手法，每隔 15 分钟行手法 1 次，重复 3 次。可以长留针，但中间要实施手法。在针刺治疗中可配合患病的肢体活动。如伴有二便障碍、尿潴留与尿失禁，可选择双侧足运感区。

2. **其他治疗**

（1）非手术治疗：可选用甲泼尼龙冲击疗法，减轻外伤后神经细胞变性，降低组织水肿，改善脊髓血流量。此外，还可选用高压氧治疗和自由清除剂等。

（2）手术治疗：目前只可解除对脊髓的压迫和恢复脊髓的稳定性，无法使损伤的脊髓恢复功能。

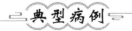

典型病例

陈某，男，43 岁。2012 年 4 月 25 日初诊。

主诉：双下肢活动不能伴感觉障碍一个半月。

简要病史：患者于一个半月前驾驶小型普通客车被重型罐式半挂车撞

击，导致胸背部疼痛伴双下肢感觉丧失，运动不能，予颈椎正侧位检查显示：可疑 6～8 胸椎骨折，行椎管减压植骨融合内固定手术，诊断为 $T_{6～8}$ 压迫性肋骨骨折合并脊髓损伤。来诊时胸背部及双下肢感觉丧失，胸背部偶有疼痛，胸椎活动受限，双下肢活动不能，留置尿管，二便失禁，睡眠正常。

体格检查：意识清楚，言语流利，额纹对称，双侧眼球各向运动灵活，无眼震，双侧瞳孔对光反射灵敏，双侧瞳孔等大同圆。双侧软腭抬举正常，咽反射正常。双上肢主、被动关节活动度正常，双上肢肌力、肌张力正常，双上肢腱反射对称存在。双下肢被动关节活动度（PROM）：屈髋 100°，髋内收外展 40°，屈膝 120°，踝背屈 15°，踝跖屈 30°，余关节活动正常。双下肢各关键肌肌群肌力 0 级。剑突平面以下及胸 6 平面以下运动及感觉功能丧失，双下肢肌张力低，肛门反射消失，腹壁反射消失，提睾反射消失，球（海绵体）- 肛门反射未引出，双下肢腱反射消失。双下肢巴宾斯基征（-），脑膜刺激征（-）。

辅助检查：胸椎 X 线显示胸椎 6～8 粉碎性骨折，移位严重。

诊断：脊髓损伤（休克期）、胸 6～8 椎管减压植骨融合内固定手术术后、胸 8～10 压迫性肋骨骨折。

治疗方案：针刺治疗＋康复训练＋预防并发症综合治疗。

穴位处方：经颅针刺激（足运感区、宁神穴），体针（大椎、命门、损伤节段对应的夹脊穴、环跳、阳陵泉、丘墟、承山、八髎）。

操作：患者侧卧位，局部皮肤常规消毒，选取 0.30mm×40.0mm 一次性不锈钢无菌针灸针，足运感区和宁神穴行经颅重复针刺刺激手法。大椎和命门要求深刺 25～30mm，达到接近脊髓硬膜处，若接通电针刺激后双下肢出现轻微不自主抽动，则效果更佳。损伤平面 $T_{6～10}$ 夹脊穴，要求针刺向脊柱方向，深 15mm，其余穴位常规针刺。诸穴得气后，连接电针仪，双侧夹脊穴采用平行电场方式连接电针，双侧足运感区、双侧八髎、大椎和命门各连接一组电极，连续波，频率 10Hz，电针 20 分钟，留针 40 分钟。针刺治疗每日1次，2周为一疗程。

治疗结果：针灸配合康复训练3周后，患者可以在人搀扶下站立，症状得到明显改善。治疗4周后下肢各关键肌肌力继续增强，达到3级，患者可在辅助下短距离室内平底行走，并可自主排尿。患者携带此治疗方案返回居住地继续康复治疗。

疗效评价：显效。

按语：双侧足运感区正下方的大脑投射区域大致为旁中央小叶，即Brodmann第4脑区（也称旁中央小叶区），是人体下肢躯体运动、直肠膀胱的控制中枢。此区应用经颅重复针刺刺激手法，在对二便功能改善的同时，对双下肢肌力也有改善作用。

第四节　脱髓鞘病

一、多发性硬化

多发性硬化（multiple sclerosis，MS）是一种免疫介导的中枢神经系统慢性炎性脱髓鞘性疾病。常累及脑室周围、近皮质、视神经、脊髓、脑干和小脑。具有易复发和致残率高的特点。本病发病年龄集中于20～40岁，女性多于男性。

【临床表现】

1. 肢体无力　最多见，运动障碍一般下肢比上肢明显，可为偏瘫、截瘫或四肢瘫，不对称瘫痪最常见。腱反射可发展为亢进，腹壁反射消失，病理反射阳性。

2. 感觉异常　肢体、躯体或面部针刺麻木感，异常的肢体发冷、蚁走感、瘙痒感，尖锐、烧灼样疼痛，以及定位不明确的感觉异常。

3．眼部症状　常为急性视神经炎或球后视神经炎，多为急性发作的单眼视力下降，或双眼同时受累。早期检查可见视盘水肿或正常，以后出现视神经萎缩，少数有眼肌麻痹及复视。

4．共济失调　少数患者有不同程度的共济失调，但 Charcot 三主征（眼震、意向性震颤和吟诗样语言）仅见于部分晚期患者。

5．发作性症状　指持续时间短、可被特殊因素诱发的感觉或运动异常。常见症状为强直痉挛、感觉异常、构音障碍、共济失调、癫痫和疼痛不适，肢体或面部的强直性痉挛常伴放射性异常疼痛，可被频繁、过度换气、焦虑或维持肢体某种姿势诱发，持续数秒至数分钟不等。被动屈颈时会诱导莱尔米特征（Lhermitte sign）。

6．精神症状　较常见，表现为抑郁、易怒和脾气暴躁，部分可出现欣快、兴奋，也可表现为淡漠、嗜睡、强哭强笑、反应迟钝、智能低下、重复语言、猜疑和被害妄想等。可出现记忆力减退和注意力损害。

7．其他症状　尿频、尿急、尿潴留、尿失禁等膀胱功能障碍，常伴随脊髓功能障碍。

【诊断标准】

1．根据病史和神经系统检查，表明中枢神经系统白质内同时存在两处以上病灶。

2．10～50 岁之间发病。

3．有缓解与复发反复交替病史，发作时间持续 24 小时以上；或缓慢进展的病程，至少 1 年以上。

4．可排除其他病因。

如符合上述 4 项，即可诊断为"临床确诊的多发性硬化"，如 1、2 中缺少一项，可诊断为"临床可能的多发性硬化"，如仅为一个发病部位，可诊断为"临床可疑的多发性硬化"。

【鉴别诊断】

主要与中枢神经系统其他类型的脱髓鞘疾病，如急性播散性脑脊髓炎和视神经脊髓炎鉴别。此外，多发腔隙性脑梗死和各种原因造成的血管炎等血管病，莱姆病、艾滋病、结核和梅毒等感染性疾病，脑桥中央髓鞘溶解、Wernicke 脑病和亚急性脊髓联合变性等代谢性 / 中毒性疾病，脑蛋白营养不良、脊髓小脑变性和 Friedreich 共济失调等先天和遗传性疾病，以及某些肿瘤相关疾病等，都可结合病史、其他系统伴随表现、病原学检查、脑脊液检查、活检和血管造影或基因检测等进行鉴别。

【治疗】

1．针刺治疗

偏瘫：选择病灶侧的运动区。

偏身感觉障碍：选择病灶侧的感觉区。

小脑共济失调：选择双侧平衡区。

视神经受损：选择视区。

脑神经受损：多见于展神经，选择脑干区。

上述几组症状可能单一发生，也可能同时或先后发生。根据出现的症状可单独应用，也可组合应用上述治疗区。

操作手法：每个穴区以每分钟 200 次以上的频率捻转，偶加提插刺激，3 ～ 5 分钟。每 30 分钟施行一次手法，共 2 ～ 3 次，可以长时间留针，但中间必须实施手法。

2．综合治疗

（1）急性发作期：主要目的为减轻症状，降低神经功能缺失和残疾程度。首选应用大剂量甲泼尼龙冲击治疗。但对激素治疗无效或出于妊娠或产后阶段的患者，可选择静脉注射大剂量免疫球蛋白或血浆置换治疗，但疗效尚不明确。

（2）疾病免疫修饰：即缓解期治疗，主要目的为减少复发，减少脑和脊髓病灶数，延缓残疾累积及提高生存质量。针对复发型 MS 可选用 β- 干扰素和醋酸格拉默等一线药物，如效果不佳者可选用那他珠单抗和米托蒽醌等二线药物。针对继发进展型 MS 可选用米托蒽醌来延缓残疾进展。针对原发进展型 MS 主要是对症治疗和康复治疗。

（3）对症治疗：早晨服用金刚烷胺或莫达非尼可缓解疲劳；中枢性钾通道拮抗剂达方吡啶可改善各类 MS 患者的行走能力；索利那新、托特罗定和非索罗定等抗胆碱能药物能解除尿道痉挛、改善储尿功能；出现莱尔米特征，使用卡马西平、度洛西汀和巴氯芬等可缓解疼痛；5- 羟色胺再摄取抑制剂和心理治疗对抑郁有一定效果；其他如男性患者勃起功能障碍可选用西地那非，眩晕症状可选用美克洛嗪和昂丹司琼等治疗，但对认知障碍症状缺乏确定有效的治疗方法。

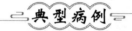
典型病例

孙某，女，33 岁。2009 年 8 月 11 日初诊。

主诉：四肢乏力、活动不利，伴强哭一月余。

简要病史：2009 年 7 月初无明显诱因，突然出现视物双影、四肢无力、语蹇，同事将其送至肇东市某医院就诊，初诊以脑梗死收入院，给予降颅压、改善循环药物治疗 3 日未效，症状进行性加重。家人遂将其转入哈尔滨某医院，行 MRI 及腰椎穿刺检查，结果回报结合临床表现，诊断为急性多发性硬化，予以丙种球蛋白（IVIG）、改善循环、营养神经等药物对症治疗 3 周余，症状得以控制出院，出院医嘱口服激素。现四肢乏力、活动不利，伴强哭，语笨，情绪低落，饮食不佳。

体格检查：意识清楚，语笨伴强哭，情绪低落，面色少华，形体适中，双眼瞳孔等大同圆，光反射存在，双眼球活动不同轴，右眼内收不充分，视物双影，余脑神经功能正常。四肢关节被动活动度正常，四肢肌力 4 级，肌张力尚可，膝腱反射略活跃，双下肢病理征（＋），浅感觉对称。双手指鼻试验（＋）、轮替试验（＋），双下肢跟膝胫试验（＋）。饮食不佳，二便尚可。

辅助检查：头部 MRI 示双侧侧脑室周围可见垂直于脑室的高信号病变，提示脱髓鞘斑块。

诊断：多发性硬化。

治疗方案：针刺治疗＋免疫调节药物治疗。

穴位处方：经颅针刺激（运动区、情感区、平衡区），体针（风池、地仓、廉泉、肩髃、曲池、手三里、外关、合谷、中渚、阳陵泉、足三里、阴陵泉、悬钟、太溪、太冲），腹针（腹一区）。

操作：患者仰卧位，局部皮肤常规消毒，选取 0.30mm×40.0mm 一次性不锈钢无菌针灸针，运动区、情感区和平衡区向后平刺，快速进针，刺至帽状腱膜下 30mm，施以经颅重复针刺刺激手法。腹一区针刺时要求平刺入腧穴，切勿伤及内脏，手法以小幅度捻转为主，不提插，得气为度。其余腧穴常规针刺，施以补法。诸穴得气后，连接电针仪，双侧运动区、情感区、同侧曲池和合谷、同侧阳陵泉和太冲各连接一组电极，连续波，频率10Hz，电针 20 分钟。针刺治疗每日 1 次，每次 40 分钟，2 周为一疗程。

治疗结果：针灸治疗当天，患者可在无人扶持的情况下迈步行走，但行走时左右摇晃，针灸 29 次痊愈。随访 3 个月无复发。

疗效评价：痊愈。

按语：经颅重复针刺刺激疗法对多发性硬化症状有明显的改善作用。我们在临床应用中，多在主穴基础上配合"情感区"，以调节患者情绪，有助于总体病情的恢复。腹一区是孙氏腹针疗法中的穴位，定位：剑突下0.5寸及其左右各旁开1.0寸，共三个穴位。功能解郁顺气，养心安神。操作时针尖向肚脐方向，以 15° 斜刺入皮下，三针平行，施轻度手法捻转。

二、视神经脊髓炎

视神经脊髓炎（neuromyelitis optica，NMO）是免疫介导的主要累及视神经和脊髓的原发性中枢神经系统炎性脱髓鞘病。临床上多以严重的视神经炎和纵向延伸的长节段横贯性脊髓炎为特征表现，常于青壮年起病，女性居多，复发率及致残率高。

【临床表现】

1. 5～50岁发病，女性多发。

2. 单侧或双侧视神经炎以及急性脊髓炎是本病的主要表现，初期可为单纯视神经炎或脊髓炎，亦可同时出现。

3. 视神经炎多起病急、进展快，视力下降，甚至失明，伴眶内疼痛，眼球运动或按压时明显。眼底可见视盘水肿，晚期可见视神经萎缩，多遗留视力障碍。

4. 横贯性脊髓炎常在几天内加重或达到高峰，表现为双下肢瘫痪、双侧感觉障碍和尿潴留，程度较重，累及脑干时，可发生眩晕、眼震、复视、顽固性呃逆和呕吐、饮水呛咳和吞咽困难。

5. 部分患者可伴有系统性红斑狼疮、干燥综合征、混合结缔组织病、重症肌无力等其他自身免疫性疾病，血清可检测出抗核抗体、抗SSA/SSB抗体、抗心磷脂抗体等。

6. 此外，视神经脊髓炎谱系疾病（NMOSDs）是与视神经脊髓炎发病机制类似的一种非特异性炎性脱髓鞘病，有六组核心临床症状。除上述视神经炎、急性脊髓炎外，还包括最后区综合征、急性脑干综合征、急性间脑综合征和大脑综合征。①最后区综合征：可为单一首发症状，表现为顽固性呃逆、恶心、呕吐，不能用其他原因解释。②急性脑干综合征：表现为头晕、复视、共济失调等。③急性间脑综合征：可表现为嗜睡、发作性睡病样改变、顽固性低钠血症、体温调节异常等。④大脑综合征：表现为意识水平下降、认知语言等高级皮质功能减退、头痛等。

【诊断标准】

1. 必要条件

（1）视神经炎。

（2）急性脊髓炎。

2. 支持条件

（1）脊髓MRI异常病灶≥3个椎体节段。

（2）头颅 MRI 不符合 MS 诊断标准。

（3）血清 NMO-IgG 阳性。

具备全部必要条件和支持条件中的任意 2 条，即可诊断为视神经脊髓炎。

新的诊断标准将 NMO 纳入 NMOSDs 统一命名，着重强调了 AQP4-IgG 的诊断特异性。

【鉴别诊断】

视神经脊髓炎主要与多发性硬化相鉴别。

多发性硬化的发病程度以轻、中度多见，致盲率较低。临床病程上 85% 为复发 - 缓解型，最后大多发展为继发 - 进展型，10% 为原发 - 进展型，5% 为进展 - 复发型。血清 NMO-IgG 大多阴性，脑脊液寡克隆区带阳性较常见。脊髓 MRI 显示，脊髓病灶 < 2 个椎体节段，多位于白质，可强化。脑 MRI 显示，近皮质下白质、小脑及脑干、侧脑室旁白质圆形、类圆形、片条状高信号病灶，可强化。

【治疗】

1. 针刺治疗　根据临床症状可分为截瘫、下肢感觉异常、尿便障碍、视力障碍等进行治疗。

（1）截瘫：选择穴区为双侧运动区，配合情感区。

（2）下肢感觉异常：感觉减退、疼痛、麻木、或凉或热。选择穴区为双侧感觉区、足运感区，配合情感区。

（3）尿便障碍：尿失禁或尿潴留。选择穴区为双侧足运感区、双侧泌尿生殖区。

（4）视力障碍：视力减退或失明。选择穴区为视区、情感区，同时可选双侧风池穴。

2. 药物治疗

（1）急性发作期：主要目的为减轻急性期症状、缩短病程、改善残疾程度和防治并发症。包括糖皮质类激素、静脉滴注免疫球蛋白、血浆置换和激素联合其他免疫抑制剂等。

（2）缓解期：主要目的为通过抑制免疫达到降低复发率、延缓残疾累积，一线药物包括硫唑嘌呤、吗替麦考酚酯、利妥昔单抗和甲氨蝶呤，二线药物可选环磷酰胺、米托蒽醌和那他珠单抗等。

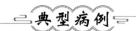

刘某，女，25 岁，健身教练。

主诉：双下肢瘫痪、感觉异常一年半。

简要病史：患者于 2017 年末，无明显诱因出现双下肢瘫痪，右眼失明，在当地治疗 3 个月后恢复正常。2018 年 10 月复发，住院应用激素冲击疗法，出院后双脚无力，胸 7 以下有束带感，排尿困难，双下肢感觉异常。2019 年 5 月 11 日再次发病。为求中医诊治来我处。现患者双下肢无力，尚可行走，胸 7 到腰部有束带感，双下肢感觉异常，不能低头，低头时有紧束感、触电感。

体格检查：意识清楚，言语流利，对答切题，双眼视野正常，右眼视物模糊，双眼各向运动灵活，瞳孔等大同圆，光反射存在。伸舌居中，咽反射存在。关节活动度正常，双上肢肌力 5 级，左下肢肌力 4- 级，右下肢肌力 5- 级，四肢肌张力正常，双下肢腱反射亢进，双侧病理征阳性，跟膝胫试验欠稳准，胸 7～8 平面感觉敏感，胸 9 平面以下躯干及双下肢针刺觉减退。莱尔米特征阳性。

辅助检查：MRI 示多发脊髓炎。

诊断：视神经脊髓炎。

治疗方案：针刺治疗 + 药物维持治疗。

穴位处方：经颅针刺激（双侧运动区、双侧足运感区、双侧视区、情感区），体针（风池、攒竹、太阳、太冲、三阴交、阳陵泉、内关，均双侧）。

操作：患者仰卧位，局部皮肤常规消毒，选取 0.30mm×40.0mm 一次性不锈钢无菌针灸针，头部穴位施以经颅重复针刺刺激手法，其余腧穴常规针刺，施以补法，诸穴得气后，连接电针仪，双侧运动区、情感区、同侧阳陵泉和太冲各连接一组电极，连续波，频率10Hz，电针20分钟。针刺治疗每日1次，每次40分钟，2周为一疗程。

治疗结果：

第1次治疗后，患者双下肢肌力改善，活动好转，束带感减轻，排尿好转。

第3次治疗后，患者自述感觉异常减轻，排尿明显好转。

第10次治疗后，患者自述束带感减轻，可低头，已无电击感，排尿基本正常。

第20次治疗后，患者活动明显改善，感觉异常明显减轻，排尿正常。

疗效评价：显效。

按语：本病亦属于中枢神经系统脱髓鞘疾病，表现为脊髓和视神经损害。脊髓损害可表现为瘫痪、感觉异常、尿潴留或尿失禁；视神经病变可表现视力障碍，甚至失明。两组症状可能同时发生，也可先后间隔发生。与多发性硬化一样，在急性发作期应用大量激素对病情有一定缓解作用，但不能根治。应用经颅重复针刺刺激疗法，在改善神经脱髓鞘后出现的视力、运动和感觉障碍上有一定治疗作用，可与其他常规手段合用，达到最佳的康复效果。

第五节　运动神经元病

运动神经元病（motor neuron disease，MND）是一系列以上、下运动神经元损害为突出表现的慢性进行性神经系统变性疾病。临床表现为上、下神经元损害的不同组合，根据受损的病变部位不同而分为进行性肌萎缩、进行性延髓麻痹、原发性侧索硬化和肌萎缩侧索硬化数种类型。特征表现为肌无力和萎缩、延髓麻痹及锥体束征，通常感觉系统和括约肌不受累。多中年发病，病程为 2～6 年，亦有少数病程较长者。男性多于女性，患病比例为（1.2～1.5）：1。

【临床表现】

1. **肌萎缩侧索硬化（ALS）** 为最多见的类型，也称为经典型，其他类型称为变异型。发病年龄多在 30～60 岁，多数 45 岁以上发病。男性多于女性。呈典型的上、下运动神经元同时损害的临床特征。常见首发症状为一侧或双侧手指活动笨拙、无力，随后出现手部小肌肉萎缩，以大、小鱼际肌，骨间肌，蚓状肌为明显，双手可呈鹰爪形，逐渐延及前臂、上臂和肩胛带肌群。随着病程的延长，肌无力和萎缩扩展至躯干和颈部，最后累及面肌和咽喉肌。预后不良，多在 3～5 年内死于呼吸肌麻痹或肺部感染。

2. **进行性肌萎缩** 发病年龄在 20～50 岁，多在 30 岁左右，略早于 ALS，男性较多。表现为下运动神经元损害的症状和体征。首发症状常为单手或双手小肌肉萎缩、无力，逐渐累及前臂、上臂及肩胛带肌群。受累肌肉萎缩明显，肌张力降低，可见肌束颤动，腱反射减弱，病理反射阴性。一般无感觉和括约肌功能障碍。

3. **进行性延髓麻痹** 少见，发病年龄较晚，多在 40 岁或 50 岁以后起病。主要表现为进行性发音不清、声音嘶哑、吞咽困难、饮水呛咳、咀嚼无力。舌肌明显萎缩，并有肌束颤动，唇肌、咽喉肌萎缩，咽反射消失。有时同时损害双侧皮质脑干束，出现强哭强笑、下颌反射亢进，从而真性和假性延髓麻痹共存。病情进展较快，多在 1～2 年内因呼吸肌麻痹或肺部感染而死亡。

4. **原发性侧索硬化** 临床上罕见，多在中年以后发病，起病隐匿。常见首发症状为双下肢对称性僵硬、乏力，行走呈剪刀步态。缓慢进展，逐渐累及双上肢。四肢肌张力呈痉挛性增高，腱反射亢进，病理反射阳性，一般无肌萎缩和肌束颤动，感觉无障碍，括约肌功能不受累。如双侧皮质脑干束受损，可出现假性延髓麻痹表现。进展慢，可存活较长时间。

【诊断】

根据中年以后隐匿起病，慢性进行性加重的病程，临床主要表现为上、下运动神经元损害所致肌无力、肌萎缩、肌束震颤、延髓麻痹及锥体束征的不同组合，无感觉障碍，肌电图呈神经源性损害，脑脊液正常，影像学无异常，一般不难作出临床诊断。

世界神经病学联盟于 1994 年在西班牙首次提出该病的 El Escorial 诊断标准，2000 年又发表此标准的修订版，具体如下：

1．诊断 ALS 必须符合以下 3 点

（1）临床、电生理或病理检查显示下运动神经元病变的证据。

（2）临床检查显示上运动神经元病变的证据。

（3）病史或检查显示上述症状或体征在一个部位内扩展或者从一个部位扩展到其他部位。

2．同时必须排除以下 2 点

（1）电生理或病理检查提示患者有可能存在导致上下运动神经元病变的其他疾病。

（2）神经影像学提示患者有可能存在导致上述临床或电生理变化的其他疾病。

【鉴别诊断】

1．颈椎病或腰椎病　颈椎病可有手部肌肉萎缩，压迫脊髓时还可致下肢腱反射亢进、双侧病理反射阳性等上、下运动神经元病变的症状和体征。亦可呈慢性进行性病程，两者鉴别有时较困难。但颈椎病的肌萎缩常局限于上肢，多见手肌萎缩；腰椎病也常局限于单下肢，伴有腰或腿部疼痛。胸锁乳突肌及胸椎椎旁肌针极肌电图检查无异常。颈椎 X 线片、CT 或 MRI 显示颈椎骨质增生、椎间孔变窄、椎间盘变性或脱出，甚至脊膜囊受压，有助于鉴别。

2．延髓和脊髓空洞症　临床上也常有双手小肌肉萎缩，肌束颤动，可进展为延髓麻痹，也可出现锥体束征。但临床进展缓慢，常合并其他畸形，且有节段性分离性感觉障碍，MRI 可显示延髓或脊髓空洞，有助于鉴别。

3．多灶性运动神经病 呈慢性进展的局灶性下运动神经元损害，推测是与抗神经节苷脂（GM1）抗体相关的自身免疫性疾病。临床表现多为非对称性肢体无力、萎缩、肌束颤动，而感觉受累很轻。腱反射可以保留。节段性运动神经传导测定可显示有多灶性运动传导阻滞，血清抗 GM1 抗体滴度升高，静脉注射免疫球蛋白有效，可与之鉴别。

4．颈段脊髓肿瘤 可有上肢肌萎缩和四肢腱反射亢进，双侧病理反射阳性。但一般无肌束颤动，常有神经根痛和传导束性感觉障碍。腰穿可发现椎管阻塞，脑脊液蛋白含量增高。椎管造影、CT 或 MRI 显示椎管内占位病变有助于确诊。

5．上肢周围神经损伤 可有上肢的肌无力和肌萎缩，但多累及一侧，且有感觉障碍，可与之鉴别。

6．良性肌束颤动 正常人有时可出现粗大的肌束颤动，但无肌无力和肌萎缩，肌电图检查正常。

7．脊肌萎缩症 是一组遗传性疾病，大部分为隐性遗传，与 5 号染色体上的运动神经元存活基因相关。临床上以进行性对称性近端肌无力萎缩为主要表现，选择性累及下运动神经元，没有上运动神经元受累。

【治疗】

1．针刺治疗 痉挛性截瘫选择穴区：双侧运动区，双侧感觉区，配合情感区。延髓麻痹选择穴区：脑干区，运动区下 1/5 处（相当于皮质脑干束起点），配合双侧风池穴、双侧天柱穴、廉泉穴。必须按照经颅重复针刺激手法规范操作，其捻转速度（频率）、时间、捻转幅度、手法的熟练程度都会影响疗效。

2．综合治疗

（1）病因治疗的发展方向包括抗兴奋性氨基酸毒性、神经营养因子、抗氧化和自由基清除、新型钙通道阻滞剂、抗细胞凋亡、基因治疗及神经干细胞移植。

（2）对症治疗，包括针对吞咽、呼吸、构音、痉挛、疼痛、营养障碍等并发症和伴随症状的治疗。吞咽困难者应鼻饲饮食；有呼吸衰竭者可行气管切开并机械通气。在对症治疗的同时，要充分注意药物可能发生的不良反应。临床应用时需仔细权衡利弊，针对患者的情况个体化用药。

典型病例

王某，男，47 岁，职业司机，吉林省人，初诊时间 2019 年 9 月 3 日。

主诉：双上肢无力 1 年。

简要病史：患者于 1 年前无明显诱因出现双上肢无力。曾于北京某医院就诊，诊断为肌萎缩侧索硬化症。经西药、中药、针灸等治疗半年余无效，现口服维生素 B_1、维生素 B_6、甲钴胺片。症见患者双上肢无力，左侧重于右侧，双臂抬举无力，尽力上抬时可触及前额，双下肢尚可行走，呈痉挛步态。寐可，纳可，大便 2～3 日一次，口苦。

体格检查：意识清楚，焦虑面容，语言声调平直，语声低微，对答切题，认知正常，脑神经检查未见异常，四肢关节活动度正常，上肢可见双手内在肌萎缩（包括骨间肌、大小鱼际肌等），双侧肩胛带肌肉萎缩（冈上肌、冈下肌、肱三头肌等），上肢平伸可见翼状肩胛，上肢肩前屈肌力 3- 级，握掌肌力 2- 级，可见双手肌束震颤，上肢肌张力低。下肢肌力 5- 级，下肢肌张力略增高。四肢腱反射活跃，病理反射阳性。

辅助检查：肌电图示广泛性神经元损害。

诊断：运动神经元病（肌萎缩侧索硬化症）。

治疗方案：针刺治疗＋地黄饮子为主方加减（补肾健脾）。

穴位处方：经颅针刺激（双侧运动区、情感区），体针（项部：大椎、双侧风池；四肢：曲池、外关、手三里、血海、犊鼻、足三里、阴陵泉、太溪，均为双侧；在明显萎缩的肌肉肌腹部位局部选穴）。

操作：头部穴区施以经颅重复针刺刺激手法，其余腧穴常规针刺，施以补法。诸穴得气后，连接电针仪，双侧运动区、情感区、双侧风池各连接一组电极，连续波，频率10Hz，电针20分钟。针刺治疗每日1次，每次40分钟，2周为一疗程。

治疗结果：

第1次治疗后，患者自觉肢体疲乏感有所缓解，步行僵硬感有所减轻。

第2次治疗后，患者自觉双上肢活动有力，抬举幅度增高。第7次治疗后，患者自述双上肢活动改善，可触及前顶，现洗头时可以挠头，未针灸以前双手抬举不能触及头顶。

第30次后，疗效维持不变，症状未继续进展，针刺结合中药口服治疗后活动轻松。

后因天气及工作原因，未继续治疗。

疗效评价： 有效。

按语： 本法对部分运动神经元病患者肢体运动功能的改善有效，肌力有所恢复。大多数患者第一次治疗就有效，但因为病例数少，观察时间短，远期随访疏漏，确切的疗效尚在进一步研究中。但近期治疗确实有效，尤其通过规范的针刺刺激手法，部分患者针感强烈，起针后有轻松感，自觉如释重负，产生明显的即刻效应。

第六节　皮质下动脉硬化性脑病

皮质下动脉硬化性脑病（SAE），又称进行性皮质下血管性脑病、Binswanger病。为老年人在脑动脉硬化基础上，大脑半球白质弥漫性脱髓鞘性脑病。大多发生在50岁以上患者，在老年人中发病率为1%～5%，男女发病相等。主要累及侧脑室周围、半卵圆中心等皮质下脑深部白质，多为双侧性，常伴有腔隙性脑梗死、脑萎缩。2/3为慢性发病，1/3为急性发病。病情可缓解，并反复加重。

【临床表现】

SAE 多在 50 岁以后发病，发病率较高，表现为双下肢走路无力或类帕金森病步态；尿便控制障碍；二便失禁，尤其是尿失禁；认知功能障碍甚至痴呆。随着年龄增长而发病率增高。临床上 2/3 的患者隐匿性起病，缓慢加重，绝大多数患者表现以精神症状作为首发症状或唯一症状，最常见的为进行性记忆障碍、轻度精神错乱、性格改变（淡漠、妄想）、精神衰退、言语不清及反复发生的精神系统局灶体征（可偏瘫、失语、偏盲等），病情可缓解和反复发作。

【诊断标准】

1. 持久性高血压与系统性血管病。

2. 多为慢性发病，或由多次轻型脑卒中，症状累加呈阶梯式发展而成。

3. 局灶性神经症状与体征，亚急性累计超过数周或数月。

4. 长期临床病程。

5. 痴呆。

6. 突出的运动体征和假性延髓麻痹。

7. 影像表现

（1）CT 平扫侧脑室周围及半卵圆中心脑白质可见斑片状低密度影，以侧脑室前角、后角周围最为明显，严重者大脑各叶白质全部明显累及，往往双侧对称分布。

（2）增强扫描白质强化不明显，灰白质密度差别增大。

（3）可伴有不同程度弥漫性脑萎缩改变，脑室系统扩大，脑沟、脑池增宽。

（4）常合并有基底节区、丘脑、脑室旁白质单发或多发性腔隙性梗死灶。

（5）MRI 可表现为双侧脑室旁深部白质及半卵圆中心大小不等的异常信号，呈长 T_1 和长 T_2，形状不规则，边缘不清，无占位效应。

【鉴别标准】

1. **正常压力脑积水**　因为 SAE 的 CT 表现为侧脑室周围白质呈弥漫性

低密度改变，首先要与正常压力脑积水相鉴别。二者表现极为相似，均有对称性脑室系统扩大及脑室周围低密灶。但正常压力脑积水脑沟正常或消失，低密度灶与正常白质分界清楚，常累及胼胝体膝部，而较少累及半卵圆中心。

2．多发性硬化　多发性硬化的病灶也多位于侧脑室周围白质内，与SAE 相似。因多发性硬化的病理为静脉周围的脱髓鞘和轴突裸露。因此病变常累及胼胝体，这是与 SAE 的鉴别要点。其次，多发性硬化发病年龄为20～40 岁，女性多，也有助于鉴别。

3．早期痴呆　就痴呆症状而言，SAE 也要与早期痴呆相鉴别。后者女性多见，病程进行性恶化，常无高血压、卒中发作史，CT 特点是明显的弥漫性脑萎缩，可以用作鉴别。

【治疗】

1．针刺治疗　选择双侧运动区（中央前回区）、舞蹈震颤区（锥体外系区）、足运感区（旁中央小叶区）、情感区（额区）。

2．综合治疗　本病的高峰期以对症治疗为主，病情稳定后主要是针对高血压、动脉硬化进行治疗，并预防其发展，预防再发脑卒中和并发症。

═ 典型病例 ═

张某，男，58 岁，退休人员，初诊时间 2019 年 11 月 4 日。

主诉：反应迟钝、记忆减退半年。

简要病史：患者半年前自觉反应迟钝，近期加重，出现双腿走路笨拙，偶有尿失禁，曾在当地医院内科住院治疗，效果不明显。为求中医治疗来我处。既往有糖尿病病史。患者现反应迟钝，记忆力差，走路呈冻结步态，睡眠不佳，夜尿频量少（夜间 7～8 次），偶有失禁，饮食正常。

体格检查：缓慢步入病室，步态笨拙。意识清楚，言语略笨，认知检查反应迟钝，记忆力差，计算力检查 100-7-7-7=？答不对 2 题，短期记忆力减退，不能回忆昨日晚饭进食内容，定向障碍，不能确定家在什么街道的几号。MMSE 评分 3 分。视力、视野检查正常，眼底未检查，眼睑无下垂，眼裂对称，双眼活动自如，未见复视、眼震，双侧瞳孔等大等圆，对光反射良好。右侧鼻唇沟浅，伸舌居中，四肢肌力检查不配合，右侧肢体肌张力稍高，左侧肢体肌张力正常。四肢腱反射活跃。感觉、共济运动查不配合。右侧巴氏征（＋），颈软，克氏征（－），布氏征（－），自主神经反射正常。

辅助检查：CT、颅脑 MRI 示多发腔梗，脑白质病变。

诊断：皮质下动脉硬化性脑病（认知障碍、运动功能障碍、日常生活活动能力重度障碍）。

治疗方案：针刺治疗＋脑血管疾病二级预防治疗。

穴位处方：经颅针刺激（双侧运动区、双侧舞蹈震颤区、双侧足运感区、情感区），体针（三阴交、阳陵泉、太冲、神门、风池）。

操作：头部穴区应用经颅重复针刺刺激手法，每穴区捻转 3～5 分钟，频率为每分钟 200 次以上，重复上述手法 2～3 次。余穴常规针刺，得气为度。其后连接电针仪，双侧运动区、双侧足运感区、双侧风池各连接一组电极，连续波，频率 10Hz，电针 20 分钟。电针后，体针继续留针 20 分钟起针，头部穴区留针 6～8 小时。每日治疗 1 次，每周治疗 5 天，2 周为一疗程。

治疗结果：

第 1 次治疗后，当晚小便次数减至 3 次。

第 2 次治疗后，小便可自控，未出现失禁，家属反映，其记忆、反应都有所好转，步态有改善，迈步轻便一些，步幅增大，步速增快。

第 15 次治疗后，认知、记忆力明显改善，能回忆起近期进食的内容，能找到自己想穿的衣物放置位置，可自行出门散步、买菜并返回家中，尿失禁未发生。

疗效评价：显效。

按语：此病于中老年患者多发，易引发其他并发症，要在对症治疗时加以注意防范。根据大脑皮质功能定位与头皮表面对应关系选择穴区，再结合腧穴主治选取穴位，以求治疗本病的最大疗效。足运感区对应的是大脑皮质中央旁小叶，对调节排尿功能有重要作用。中央旁小叶通过脑白质纤维对下位中枢发出抑制排尿的信号，当脑白质病变后，对信号传递能力控制下降，下位中枢抑制排尿能力降低，出现尿频和遗尿现象。通过经颅重复针刺刺激手法，激发大脑中央旁小叶的功能，增强其对排尿的控制能力，则尿频和遗尿自然好转，乃至痊愈。根据此原理，运用本疗法，取足运感区治疗小儿遗尿，疗效亦佳。

第七节　胃轻瘫

胃轻瘫是由胃的神经肌肉功能失调引起的以胃排空障碍为主要特征的慢性综合征，常伴有胃窦动力减退，胃排空阻力增加，而无机械性梗阻。

【临床表现】

主要症状有恶心、呕吐、早饱、餐后腹胀及体重下降等。

【诊断】

胃轻瘫的诊断必须满足以下条件：患者须有胃排空障碍的症状，如恶心、呕吐、腹胀等；其次，排除机械性梗阻；最后，必须有可证实胃排空障碍的客观检查。目前，能证实胃排空障碍的检查方法主要有三种：闪烁扫描术，无线胶囊胃镜与呼气试验。其中，4小时固相闪烁扫描术被认为是诊断胃排空障碍的金标准。如4小时后仍有胃潴留，则胃轻瘫诊断可成立。无线胶囊胃镜具有可同时检测胃肠道其他病变的优点；而呼气试验具有可重复性的优点，既可应用于临床，也可应用于实验研究。但目前无线胶囊胃镜与呼气试验尚不能作为闪烁扫描术的替代检查方法，因为其检测的准确性有待进一步证实。值得注意的是，在行胃轻瘫检测前，应停用一切可影响胃排空的药物，如阿片类止痛剂、抗胆碱能药物、甲氧氯普胺、多潘立酮及罗红霉素等。为了检查的准确性，一般建议检查前48～72小时停药。

【治疗】

1．针刺治疗 选择百会穴、双侧血管舒缩区、胃区、情感区，应用经颅重复针刺刺激手法。

2．综合治疗

（1）一般治疗：①禁食禁水、胃肠减压，维持水电解质平衡，补充蛋白质、维生素、微量元素以及足量能量；2% ～ 3% 高渗温盐水加激素洗胃，静滴氢化可的松或地塞米松，可减轻吻合口水肿；应用制酸剂抑制胃酸的分泌。②早期肠内营养支持。③控制血糖。

（2）药物治疗：①多巴胺受体阻断剂，如甲氧氯普胺和多潘立酮。②胃动素受体激动剂，如红霉素；③ 5-HT 受体拮抗剂，如西沙比利。

（3）内镜治疗：内镜下幽门肉毒毒素注射可缓解胃轻瘫症状及加快胃排空，作用原理是肉毒毒素具有神经毒性，能够抑制神经肌肉接头的乙酰胆碱释放，使幽门肌肉麻痹，缓解因幽门肌痉挛引起的胃排空延迟。

（4）电刺激：胃电起搏治疗，即通过外科手术将起搏装置植于胃的浆膜下，连续向胃传送高频、低能的电波，通过电刺激使胃的慢波频率恢复正常。动物实验和临床研究均表明胃电起搏可促进胃排空，改善胃轻瘫症状。

=典型病例=

李某，男，41 岁。初诊时间 2002 年 8 月 12 日。

主诉：胃胀、胁痛 5 年，加重 1 个月。

简要病史：既往有糖尿病病史 7 年，现轻微口渴多饮、多食，长期服用西药降糖药物控制血糖。后每因饮食不节、饮酒或情绪不佳时，胃脘痞满，胸胁胀痛，反复发作，时轻时重，延至 5 年，近 1 个月来因工作紧张，情绪烦闷，饮食不规律，又发作上述症状，伴恶心嗳气，纳呆，乏力，大便溏泻，每日 2 ～ 3 次，诊为慢性胃炎。空腹血糖控制在 8 ～ 10mol/L，经口服多种西药治疗，疗效不满意，来求中医治疗。

体格检查：意识清楚，言语流利，神经科检查正常。脊柱及四肢检查正常。双侧胸廓对称，肋间隙等宽。双肺呼吸音清，未闻及干湿性啰音。心脏叩诊心界不大，听诊各瓣膜未闻及病理性杂音，心律齐。肋下肝脾未触及。腹部外形正常，无蛙腹，无腹部异常隆起，肠鸣音正常、无亢进。叩诊移动性浊音（-）。触诊腹软，无腹肌紧张，无板状腹，无胃肠型。麦氏点（-），胃区压痛（+），无反跳痛。墨菲征（-）。

辅助检查：胃镜检查示胃窦部黏膜充血、水肿、糜烂。

诊断：胃轻瘫综合征。

治疗方案：针刺治疗。

穴位处方：经颅针刺激（百会穴、双侧血管收缩区、胃区、情感区）。

操作：应用经颅重复针刺刺激手法，每个穴区捻转3～5分钟，要求每分钟200次以上的频率，中间休息10分钟，连续重复以上操作3次。其后连接电针仪，双侧血管收缩区、胃区、情感区各连接一组电极，连续波，频率10Hz，电针20分钟。电针后，头部穴区留针6～8小时起针。每日治疗1次，每周治疗5天，2周为一疗程。

治疗结果：

经1周治疗后，患者饭后腹胀明显减轻。

经2周治疗后，患者饭后腹胀症状消失，随访6个月未复发。

疗效评价：痊愈。

按语：胃轻瘫是胃肠道术后常见的并发症，近年来我们应用经颅重复针刺刺激疗法治疗多例患者，获得了明显效果，一般针刺1～2次即可痊愈，表现为患者能进食，可排便。本法可以激发自主神经中枢对胃肠功能的调节作用。

第八节　脊髓栓系综合征

脊髓栓系综合征多由先天性因素所致，使发育中的脊髓下方的圆锥未能上升到应有位置，并产生一系列症状。本病虽以先天性因素为主，但亦可见于某些后天性伤患。因本病少见，易引起误诊，应注意。

【临床表现】

此病多见于新生儿和儿童，成人少见，女性多于男性。圆锥受牵拉的程度不同，导致发病年龄亦早晚不一。严重牵拉者，在婴儿期，甚至胎儿期即可呈现脊髓神经受损症状。典型表现是肛门、直肠区疼痛，还可有会阴部感觉障碍、下肢运动障碍、大小便失禁等症状。

对有神经症状的患者以手术治疗为主，术后效果较理想。其危害为肛门直肠区慢性疼痛和感觉运动障碍持续存在，严重影响患者的生活质量。

【治疗】

对于脊髓栓系综合征术后仍有下肢无力、尿失禁，以及会阴部疼痛的患者，可选择经颅重复针刺刺激疗法，取双侧运动区，双侧足运感区，情感区。

⌒ 典型病例 ⌒

张某，女，33 岁，教师，哈尔滨市人，初诊时间 2019 年 7 月 30 日。

主诉：走路无力伴会阴感觉异常、遗尿 4 个月。

简要病史：患者于 4 个月前发现走路异常，会阴部感觉异常，偶尔遗尿，之前就有上述症状，未重视。于 2 个月前在北京某医院行脊髓栓系松解术，术后出现左侧脚趾无力，脚趾向内屈曲，第 4、5 脚趾张开无力，尿失禁。现患者表现为便秘，大便 1 周 1 次，小腹胀，小便急，遗尿，自觉双腿沉，麻木，睡眠正常，饮食正常。

辅助检查：MRI 示脊髓栓系。

诊断：脊髓栓系综合征术后。

治疗方案：针刺治疗。

穴位处方：经颅针刺激（双侧运动区、双侧足运感区、双侧泌尿生殖区、宁神穴），体针（双侧风池、双侧三阴交、双侧八髎）。

操作：头部穴区应用经颅重复针刺刺激手法，其余穴位常规针刺，得气为度，加电针20分钟。具体电针连接方法：双侧运动区、双侧足运感区、双侧泌尿生殖区以及八髎穴各连接一组电极，选用连续波，频率10Hz。每日治疗1次，每周治疗5天，2周为一疗程。

治疗结果：

第1次治疗后，患者自述腿部轻松有力，小便稍能自控。

第5次治疗后，小便基本自控。

第15次治疗后，小便基本正常，双腿走路有力，脚趾活动灵活。

第20次治疗后，上课期间去1次厕所即可，无遗尿，走路基本正常。

第30次治疗后，上课期间无需上厕所，走路基本看不出有问题。

后因工作需要停止治疗，后续症状良好。

疗效评价：显效。

按语：近年来，我们应用经颅重复针刺刺激疗法，治疗多例脊髓栓系综合征术后仍有下肢无力、尿失禁，以及个别会阴部疼痛的患者，均获得了非常明显的效果。而且，所有患者均在第一次治疗就有显著疗效，表现为下肢肌力增强，尿失禁和疼痛的改善。全部患者均经过1年以上的跟踪观察，基本痊愈，未再复发。

第九节　多系统萎缩

多系统萎缩（multiple system atrophy，MSA）是一种成年发病、致死性的，累及锥体外系、锥体系、自主神经及小脑的神经退行性疾病。表现为进行性自主神经功能衰竭、帕金森病、小脑性共济失调和锥体束征的多种组合症状。

【临床表现】

1．运动症状　MSA患者早期症状不典型。超过半数MSA患者病程早期即有泌尿系症状、性功能障碍、头晕、直立性低血压、出汗异常等自主神经功能障碍的表现。研究发现，排尿困难可见于80%的MSA患者，表现为夜尿增多、尿急、尿失禁、尿潴留等。男性患者的尿道症状常被误诊为前列腺增生。逼尿肌过度兴奋可以是MSA患者和PD患者早期共有的表现。排除膀胱或尿道、前列腺本身的病变，膀胱残余尿量大于100ml的患者高度提示存在膀胱自主神经功能障碍，这些患者中91.6%可最终发展为MSA。睡眠障碍如快速眼动期行为障碍（RBD）、喘鸣也时常早于运动症状出现。此外，喘鸣是MSA患者最常见的睡眠相关呼吸障碍类型，且可能为病程早期的主要特点。少数患者可出现强哭强笑、构音障碍、声带麻痹等假性延髓麻痹症状。部分患者认知功能下降、表情淡漠、情绪低落。有60%的MSA患者可发展为抑郁状态。

2．非运动症状　多数MSA患者因头晕、行走不稳严重到影响日常生活才被重视，而此时疾病往往已进入中晚期阶段，预后较差。

【诊断】

目前诊断尚无特异性手段。主要依靠临床病史、体征，影像学特点有助于提示，但均不够特异。诊断按照确定程度由高到低分为确诊MSA、很可能的MSA和可能的MSA。依据主要临床表现进一步分为帕金森型（MSA-P）和小脑性共济失调型（MSA-C）。

本病诊断还有一些支持或不支持的临床特征。支持诊断的临床特征包括：①口面肌张力障碍；②不同程度的颈部前屈；③严重躯干前曲可伴Pisa综合征（属躯干肌张力障碍的一种类型，躯干向身体一侧强直性弯曲，伴轻度后旋，缺乏其他伴随的肌张力障碍症状）；④手或足挛缩；⑤吸气性叹息；⑥严重的发音困难（主要表现为发音的发展速度低于相应年龄水平，发音延迟或发音错误）；⑦严重的构音障碍（主要表现为咬字不清、说话含糊，声响、音调、速度、节律异常和鼻音过重等言语听觉特性的改变）；⑧新发或加重的打鼾；⑨手足冰冷；⑩强哭强笑；⑪肌阵挛样姿势性或动作性震颤。

不支持诊断的临床特征包括：①典型的"搓丸样"静止性震颤；②临床上显著的周围神经病变表现；③发病年龄大于 75 岁；④共济失调或帕金森综合征家族史；⑤痴呆（符合 DSM-Ⅳ诊断标准）；⑥白质损害提示为多发性硬化；⑦非药源性幻觉。

【鉴别诊断】

MSA-P 亚型应与原发性帕金森病或其他帕金森综合征，如进行性核上性眼肌瘫痪、皮质基底节变性相鉴别。MSA-C 亚型需要与多种遗传性和非遗传性小脑性共济失调相鉴别。

自主神经功能障碍是本病诊断的重要参考依据，但也经常导致误诊。在生前诊断 MSA 后经病理排除的病例中，病理诊断包括路易体痴呆、帕金森病和进行性核上性瘫痪，提示自主神经功能障碍的普遍性和非特异性。

【治疗】

1.针刺治疗　选择双侧运动区、双侧舞蹈震颤区、双侧血管舒缩区、双侧足运感区、双侧平衡区、脑干区、情感区，行经颅重复针刺刺激手法。

2.综合治疗　主要是针对帕金森综合征和自主神经障碍进行对症治疗，如抗帕金森病药物、升压药、控制排尿药物等。

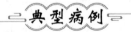

典型病例

宋某，男，63 岁，退休干部，哈尔滨市人，2019 年 11 月 25 日。

主诉：走路不稳、饮水呛咳 2 年。

简要病史：患者于 2 年前出现走路不稳，饮水呛咳，未给予系统治疗，一次外出时突然晕厥，送至哈尔滨某医院治疗，经 MRI 检查，怀疑多系统萎缩，住院治疗，未见明显好转。后于北京某医院确诊为多系统萎缩，经治疗后未见明显好转，各症状逐渐加重。为求中医治疗来我处。现患者走路不稳，需要 2 人搀扶，饮水呛咳，血压不稳定（体位性增高），偶有尿失禁。

体格检查：意识清楚，言语笨拙，家属扶入病室，不能独自行走。额纹对称，双眼瞳孔等大同圆，未见 K-F 环，光反射存在，眼球运动不流利，Saccat 征（＋），水平眼震（＋）。鼻唇沟对称，伸舌居中，悬雍垂居中，软腭下垂，咽反射不敏感。四肢关节活动度正常，肌张力铅管样增强，肌力可，腱反射存在，双侧指鼻试验（＋）、意向性震颤，跟膝胫试验（＋），闭目难立征（＋），病理征（±）。

辅助检查：MRI 示多系统萎缩，脑干区轴位可见十字征，腔隙性脑梗，鼻窦炎。

诊断：多系统萎缩 - 小脑共济失调型（运动功能障碍、吞咽功能障碍、膀胱直肠括约肌功能障碍）。

治疗方案：针刺治疗 + 内科药物治疗。

穴位处方：经颅针刺激（双侧运动区、双侧足运感区、双侧平衡区、脑干区、情感区），体针（双侧完骨、双侧阳陵泉、双侧足三里、双侧三阴交）。

操作：头部穴区应用经颅重复针刺激手法，每个穴区捻转 3～5 分钟，要求每分钟 200 次以上的频率，中间休息 30 分钟，连续 3 次。其余穴位常规针刺，得气为度。其后连接电针仪，双侧运动区、双侧足运感区、双侧平衡区各连接一组电极，设置连续波，频率 10Hz，强度 1～2 之间，刺激时间 20 分钟。电针后体针留针 20 分钟起针，头针留针 6～8 小时起针。每日治疗 1 次，每周治疗 5 天，2 周为一疗程。

治疗结果：

第 1 次治疗后，患者走路平衡有改善，小便失禁改善。

第 10 次治疗后，患者可以不用人搀扶走路，饮水呛咳好转，小便基本无异常，血压仍不稳定。

第 20 次治疗后，患者可以自行走路，不用搀扶，偶有饮水呛咳，小便基本正常，未发作持续性低血压（晕厥），其余诸症明显改善。

疗效评价：显效。

按语：本病现代医学尚无特异性治疗方法。我们应用经颅重复针刺刺激疗法治疗多例患者，控制尿频、尿失禁具有显著效果，在改善小脑性共济失调、恢复行走步态方面也有很好疗效，同时对改变患者精神状态也有很好的作用。

第十节　尿道综合征

尿道综合征多见于中青年已婚妇女，表现为反复发作的尿频、尿急、尿痛、耻骨及肾区疼痛、下腹坠胀、尿量减少、每次只排出少许尿液或滴血，而尿常规化验正常，中段尿培养阴性。

【临床表现】

女性各个年龄段均可发生尿道综合征，已婚妇女多见。

1. 症状　刺激症状：表现有尿频、尿急、尿痛及排尿困难等；疼痛症状：可表现为尿道疼痛、下腹部疼痛、耻骨上疼痛、腰痛或性交痛；发病特征：突然发生、周期性发作、发作周期不定、病程长短不一，短者 1～2 天，甚至数小时，病程长者，症状可持续存在。

2. 体征　有的阴道前壁触诊时尿道及膀胱颈部有触痛，有的可发现尿道口及处女膜形态和位置变异，有的可无任何体征。

3. 诱发因素　受凉、劳累、性生活、洗浴等可引起急性发作。部分患者有明显的心理因素，注意力分散时尿频等症状可明显减轻。

【诊断标准】

尚无统一标准，目前依据以下几点。

1. 具有典型的症状　如尿频、尿急、尿痛、排尿困难及尿潴留等；盆腔检查未发现生殖道尖锐湿疣、萎缩性外阴阴道的改变、宫颈炎、尿道旁腺感染、局部化学物质刺激和罕见的外阴恶性病变等。

2．排除尿路感染 进行尿常规检查和清洁中段尿培养菌落计数。尿常规多正常，尿培养阴性或多次清洁中段尿培养菌落计数＜10/ml。尿路感染的诊断主要依靠尿细菌学检查即真性细菌尿的发现。但是最近认为，有些尿频、尿急明显的妇女，当尿中有较多白细胞、细菌培养结果为大肠杆菌类细菌且≥10/ml，亦可诊断为尿路感染。

3．排除泌尿系的特殊感染 如病毒、结核、厌氧菌、真菌、衣原体感染等。淋球菌和沙眼衣原体感染引起的性传播疾病可以引起尿频和排尿困难，发生率为20%～30%。生殖道疱疹病毒感染、滴虫性阴道炎和念珠菌性阴道炎也可引起尿频和排尿困难。

4．排除器质性病变 排除尿道处女膜融合征、膀胱结石、异物、尿道憩室、囊肿、息肉及膀胱尿道神经病变、尿道旁腺炎、老年性尿道炎等。膀胱镜检查有助于明确诊断。

5．排除全身性疾病 如糖尿病所致的膀胱功能障碍。

6．尿动力学分析及尿道外括约肌肌电图检测 以识别神经源性疾病如逼尿肌和括约肌共济失调，以及膀胱功能不稳定和功能性排空障碍。

7．抗生素疗效不明显 正规的抗生素疗程疗效不明显。

综合考虑上述症状、体征、病史和检查，可明确尿道综合征的诊断。

【治疗】

1．针刺治疗 选择双侧足运感区、双侧泌尿生殖区、宁神穴，行经颅重复针刺刺激手法。

2．药物治疗 目前本病治疗尚无特效药物，国内外趋向于综合治疗。根据膀胱尿道功能异常类型采取有针对性的治疗：一是针对症状，二是针对发病因素。

3．介入治疗 包括膀胱灌注治疗、膀胱三角区封闭治疗、莨菪碱穴位（关元、三阴交）注射治疗。

4．电刺激治疗。

5．手术治疗　如尿道扩张术、尿道外口成形术。

6．心理治疗及生物反馈　对患者进行心理疏导，减轻她们的忧郁焦虑，使患者建立不畏病、不怕难的健康心理，培养乐观情绪，增强自信心，建议她们多参加社会活动，保持愉快的心情。生物反馈及行为疗法有一定作用，其中膀胱功能训练能增强神经系统对排尿的控制能力，减低膀胱的敏感性。

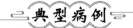

葛某，女，66岁。2007年12月11日初诊。

主诉： 尿频、尿急、尿痛2年余。

简要病史： 患者于2004年7月开始，突然出现尿频、尿急、尿痛的症状，自认为是尿路感染，自行服用药物呋喃妥因、三金片治疗2月余，症状未见改善。后到哈尔滨某医院泌尿科就诊，尿常规检查未见异常，中段尿细菌定量培养阴性，断为膀胱炎，给予左氧氟沙星药物静脉滴注半个月，症状未见改善。4次中段尿细菌定量培养阴性检查后，疑其由于结核所致，建议到结核病院检查，在哈尔滨市某结核病院检查后排除结核病。治疗期间口服诸多中、西药物，症状不但未见改善反而加重，患者十分痛苦。现小便尿频，10～15分钟就须临厕，每次排尿量不多，不分昼夜，影响睡眠，伴有尿急、尿痛、心烦、失眠、夜间小腹冷痛等。症状：既往健康，无家族史。察其精神萎靡，表情痛苦，形体适中。

辅助检查： 尿液常规，未见异常；尿液细菌培养，阴性。

诊断： 尿道综合征。

治疗方案： 针刺治疗。

穴位处方： 经颅针刺激（百会、情感区、双侧足运感区），腹针（腹六区），体针（气海、关元、双侧三阴交、双侧安眠、双侧内关、双侧神门）。

操作： 头部穴区施以经颅重复针刺刺激手法；腹六区针刺时要求与皮肤

表面呈 15° 平刺入腧穴，手法以小幅度捻转为主，不提插，得气为度；其余腧穴常规针刺。诸穴得气后，双侧足运感区连接电针治疗仪，连续波刺激 20 分钟，强度以患者耐受为度。每日 1 次，每次 40 分钟，每周治疗 5 天，2 周为 1 个疗程。嘱百会、情感区、足运感区长时间留针，达 8 小时以上，晚上睡觉前起针。

治疗结果：行针 10 分钟后患者自觉少腹痛感明显减轻；行针 40 分钟期间未临厕。针灸 1 个疗程痊愈。

疗效评价：痊愈。

按语：本病的发生可能与大脑皮质中央旁小叶对排尿中枢的抑制作用降低以及情志失调有关，所以治疗时首选足运感区和情感区。腹六区是"孙氏腹针疗法"的第六穴区，位于脐旁 1.5 寸，平行于腹中线上下各 1.0 寸的线段内，左右各一，从上向下平刺 1.5 ～ 2.0 寸，手法上不需长时间捻转，得气后通电针即可。我们应用经颅重复针刺刺激疗法治疗本病有显著效果，而且即刻疗效明显，往往第一次治疗当晚患者小便次数即明显减少。

第十一节　压力性尿失禁

压力性尿失禁是指喷嚏、咳嗽、大笑或运动等腹压增高时出现不自主的尿液自尿道口漏出；尿动力学检查表现为充盈性膀胱测压时，在腹压增高而无逼尿肌收缩的情况下出现不随意的漏尿。中国成年女性压力性尿失禁的患病率高达 18.9%，在 50 ～ 59 岁年龄段，压力性尿失禁的患病率最高，为 28.0%。

【**临床表现**】

患者在喷嚏、咳嗽、大笑或运动等腹压增高时出现不自主的尿液自尿道口漏出。

【诊断】

本病通过详细询问病史和体格检查一般可初步诊断，但由于尿失禁症状和体征有时并不一致，经常需要行辅助检查（如尿流动力学检查）来明确诊断。

1．病史和检查

（1）病史：包括全身状况，压力性尿失禁症状，漏尿次数及严重程度，泌尿系统的其他症状，其他病史（既往病史、月经生育史、生活习惯、活动认知能力、并发疾病和使用药物情况、盆腔手术史和放疗史等），患者预期的治疗效果。

（2）查体：包括一般状态、全身检查、专科检查和神经系统检查。专科检查应了解外生殖器有无盆腔器官脱垂及程度；外阴部有无长期感染所引起的异味、皮疹；双合诊了解子宫位置、大小和盆底肌收缩力等；肛门指诊检查肛门括约肌肌力及有无直肠膨出。神经系统检查包括会阴感觉、球海绵体肌反射及肛门括约肌肌力的检查。

2．初步评估 压力试验及指压试验，尿常规检查；尿常规检查阳性或存在下尿路症状者行中段尿培养检查，尿培养检查阳性者行药物敏感试验并进行抗生素治疗（以除外感染引起的排尿异常）。初步评估还包括工作和休息状态的3天排尿日记（可准确记录患者的排尿情况、尿失禁状况和次数，并可作为治疗效果的评价手段），排尿日记的内容包括每次排尿的时间、排尿量，漏尿时间和类型。测量残余尿。有条件者可进行棉签试验和尿垫试验。

【治疗】

1．针刺治疗 选择双侧足运感区（旁中央小叶区）、双侧泌尿生殖区。可配合腹部的局部腧穴如气海、关元、曲骨，以及远端的三阴交等。

2．非手术治疗 ①生活方式干预：又称行为疗法，包括减肥，尤其是体重指数（BMI）$> 30kg/m^2$ 者，戒烟，减少饮用含咖啡因的饮料，避免或减少腹压增加的活动。②治疗便秘等慢性腹压增高的疾病。③盆底肌训练。

④盆底电刺激治疗。⑤药物治疗：α_1 肾上腺素受体激动剂，如盐酸米多君等；对绝经后妇女，阴道局部雌激素治疗可以缓解部分绝经后压力性尿失禁症状及下尿路症状。

3．手术治疗 手术对于大多数压力性尿失禁患者具有长期、确定的疗效。但手术对患者有一定的创伤，并且存在术后排尿困难、尿急、脏器损伤等风险，因此，在制定手术方案时，应告知患者可选择的手术方式及每种方式的利弊和风险、手术所需时间、住院时间、可能发生的并发症及并发症的处理，同时，要考虑到患者的生育计划，由医师和患者共同决定手术方案。

━━《典型病例》━━

周某，女，49 岁。2012 年 3 月 25 日就诊。

主诉：咳嗽或腹部用力时溢尿 1 年余。

简要病史：患者 1 年前无明显诱因出现咳嗽即溢尿现象，逐渐加重，打喷嚏或大笑时均可出现溢尿，在多家医院常规检查未发现明显异常，诊断为压力性尿失禁。曾经服过盐酸米多君片、麻黄素等药物未见明显改善，也服过金匮肾气丸未见明显疗效。患者要求针刺治疗。

诊断：压力性尿失禁。

治疗方案：针刺治疗。

穴位处方：经颅针刺激（双侧足运感区、宁神穴），腹针（腹六区），体针（关元、曲骨、气冲、三阴交）。

操作：头部穴区施以经颅重复针刺刺激手法，要求捻转稍加提插，由徐到疾，频率为每分钟 200 次以上，连续 3～5 分钟。腹六区，要求与皮肤表面呈 15° 平刺入腧穴，手法以小幅度捻转为主，不提插，得气为度。关元透曲骨应用滞针提拉法，其余腧穴常规针刺，施以补法。诸穴得气后，双侧足运感区连接电针治疗仪，使用连续波，刺激 20 分钟，强度以患者耐受为度。每日 1 次，每次 40 分钟，每周治疗 5 天，2 周为 1 个疗程。嘱足运感区长时间留针，达 8 小时以上，晚上睡觉前起针。

治疗结果：针 10 次后，患者自觉症状减轻。针 1 个月后，患者症状明显改善，咳嗽或用力时偶有尿失禁表现。患者自感疾病痊愈，再未治疗。

疗效评价：痊愈。

按语：本病治疗时应重点调节尿便中枢，故选取足运感区、腹六区。我们认为，腹六区所在的位置相当于头针的足运感区，即人体高级排尿中枢中央旁小叶在腹部的投影，刺激此处即能发挥控制排尿的作用。

第十二节　小儿夜尿症

小儿夜尿症俗称尿床，是一种特殊类型的尿失禁。《国际疾病分类（第 10 版）》（ICD-10）把小儿夜尿症定义为 5 ～ 6 岁儿童每月至少发生 2 次夜间睡眠中不自主漏尿症状，7 岁及以上儿童每月至少尿床 1 次，且连续 3 个月以上，没有明显精神和神经异常。

【临床分类】

1. **单症状性夜间遗尿**　患儿仅有夜间遗尿，不伴有日间下尿路症状。

2. **非单症状性夜间遗尿**　患儿不仅有夜间遗尿，还伴有日间下尿路症状（如尿急、尿失禁、排尿费力等）。

3. **原发性遗尿症**　自幼遗尿，没有 6 个月以上的不尿床期，并除外器质性疾病。

4. **继发性遗尿症**　之前已经有长达 6 个月或更长的不尿床期后，又再次出现尿床。

【诊断步骤与评估方法】

1. **病史**　详细采集病史是诊断小儿夜尿症的关键。病史重点询问内容包括：

（1）小儿夜尿症频率和类型及睡眠情况，如夜晚能否叫醒排尿等。

（2）是原发性遗尿症还是继发性遗尿症。

（3）白天排尿异常症状（尿频、尿急、尿失禁、排尿延迟、腹压排尿、间断排尿、异常排尿姿势）。

（4）每天液体摄入量和产尿量（一般通过排尿日记完成）。

（5）排便情况（包括便秘、腹泻和大便失禁）。

（6）既往小儿夜尿症治疗史。

（7）小儿夜尿症家族史。

（8）有无心理、行为和精神异常，以及运动和学习障碍。

（9）把尿训练开始时间。

（10）其他相关的病史（如呼吸睡眠暂停、贫血、糖尿病、反复尿路感染、步态异常或神经泌尿系统疾病）。

2．排尿日记　指在一定时间内采用特定的表格连续记录自然状态下的排尿相关数据，包括每次排尿时间、尿量及其他参数等。

3．体格检查

（1）生长发育（应包含外生殖器检查）。

（2）是否有腭扁桃体肥大或者其他睡眠呼吸困难的体征。

（3）腹部触诊：可以帮助发现直肠团块和巨大膀胱。

（4）腰骶部和会阴部检查与下肢的神经系统检查：有助于发现脊柱发育异常。

（5）腰骶部隐性脊柱裂常有相应部位的背部包块、小凹、多毛、色素沉着、臀裂不对称和异常步态、异常腱反射、不对称性足萎缩和高足弓等表现。

（6）内裤潮湿可能提示白天尿失禁。

4．实验室检查　尿常规可以帮助排除糖尿病和无症状的泌尿系统感染等。晨起首次尿比重有助于判断去氨加压素治疗小儿夜尿症的疗效。

5．影像学检查　腹部和盆腔超声检查可以发现泌尿系统结构异常、膀胱壁厚度、残余尿量和直肠是否有粪块。腰骶部 X 线平片或磁共振检查可以了解有无脊柱裂和脊髓及神经病变。排尿期膀胱尿道造影对诊断有显著白天排尿症状和反复泌尿系感染的患者有帮助。

6．尿动力学检查。

7．**心理评估**　20%～40%夜尿症患儿伴随精神或行为异常。

【治疗】

1．**针刺治疗**　双侧足运感区（旁中央小叶区）、双侧泌尿生殖区、宁神穴，应用经颅重复针刺刺激手法。同时嘱家属定期呼唤患儿排尿，形成自动排尿的条件反射。

2．**其他治疗方案**　小儿夜尿症治疗原则为重视基础治疗，依据病因和临床分型选择警铃（叫醒）和药物疗法。小儿夜尿症的基础治疗贯穿治疗的全过程，主要包括作息饮食调节、行为疗法、觉醒训练与心理治疗。

〰〰〰 典型病例 〰〰〰

姜某，男，8岁。2002年1月9日初诊。

主诉：遗尿多年。

简要病史：该患儿自幼开始尿床，睡中经常遗尿，夜寐较深，不易唤醒，轻则每夜遗尿2～3次，重则4～5次，醒后方知。白天由于贪玩，不能及时临厕，时常尿裤子。曾口服不少中、西药物治疗，效果不佳。应用过针灸治疗，疗效亦不显著。伴厌食，倦怠乏力。

辅助检查：尾骶部X线片显示骶椎隐裂。

诊断：小儿夜尿症。

治疗方案：针刺治疗＋培养排尿习惯。

穴位处方：经颅针刺激（双侧足运感区）。

操作：经颅重复针刺刺激手法施于足运感区，针刺得气后，使用电针治疗仪，连续波刺激，强度以患儿能耐受为度。每日1次，每次20分钟，每周治疗7天，2周为1个疗程。嘱足运感区长时间留针，达8小时以上，晚上睡觉前拔针。

治疗结果：针灸 10 次痊愈。

按语：小儿遗尿常见于睡眠中，遗尿时间多在半夜或清晨时，遗尿后患者能继续入睡，临床上一般分为器质性和功能性两类。如果由某些器质性疾病引起，应有针对性治疗。器质性疾病常见为神经系统疾病：如隐性脊柱裂、腰椎损伤、脑炎后遗症、癫痫等；泌尿系统疾病：如后尿道瓣膜、输尿管开口异常及尿路感染等；其他疾病：如由于膀胱中尿量过多而遗尿，蛲虫病因局部刺激引起排尿。功能性常见原因为精神过度紧张，体力过度疲劳，缺乏合理的训练以及家族因素等，都可导致本病。小儿遗尿大多数是功能性的，有部分患儿经 X 线检查发现隐性脊柱裂，但隐性脊柱裂是否与遗尿有关，尚有争论。根据大脑功能定位与头皮表面对应关系选取足运感区治疗，家长配合定期、定时唤醒患儿，促进排尿反射的形成，临床效果显著。

第十三节　脑瘫

脑瘫，全称脑性瘫痪，是指婴儿出生前到出生后 1 个月内脑发育早期，由于多种原因导致的非进行性脑损伤综合征。主要表现为中枢性运动障碍以及姿势异常，还可伴有智力低下、癫痫、感知觉障碍、语言障碍及精神行为异常等，是引起小儿机体运动残疾的主要疾病之一。

【临床表现】

1．**运动障碍**　运动自我控制能力差，严重的则双手不会抓东西，双脚不会行走，有的甚至不会翻身、坐起、站立及正常地咀嚼和吞咽。

2．**姿势障碍**　各种姿势异常，姿势的稳定性差，3 个月仍不能头部竖直，习惯于偏向一侧，或者左右前后摇晃。孩子不喜欢洗澡，洗手时不易将拳头掰开。

3．**智力障碍**　智力正常的孩子约占 1/4，智力轻度、中度不足的约占

1/2，重度智力不足的约占 1/4。

4．语言障碍　语言表达困难，发音不清或口吃。

5．视听觉障碍　以内斜视及对声音的节奏辨别困难最为多见。

6．生长发育障碍　矮小。

7．牙齿发育障碍　质地疏松、易折。

8．口面功能障碍　脸部肌肉和舌部肌肉有时痉挛或不协调收缩，咀嚼和吞咽困难，口腔闭合困难以及流口水。

9．情绪和行为障碍　固执、任性、易怒、孤僻，情绪波动大，有时出现强迫、自伤、侵袭行为。

10． 39% ～ 50% 的脑瘫儿童由于大脑内的固定病灶而诱发癫痫，尤其是智力重度低下的孩子。

【**诊断标准**】

参考《实用小儿脑性瘫痪康复治疗技术》（第 2 版）中相关诊断标准：

诊断脑性瘫痪主要依靠临床体征、临床表现的类型、病史以及相关因素的分析，必要的实验室检查，如影像学、电生理学检查，听觉、视觉、感知觉、认知等问题的检查。

1．诊断依据　主要为：①多存在高危因素；②发育神经学异常；③婴儿期内出现脑瘫的临床表现；④可有影像学、电生理学等辅助检查的异常。

2．诊断条件　主要为：①脑损伤或发育缺陷为非进行性；②运动障碍为中枢性；③可合并智力障碍、癫痫、感知觉障碍、交流障碍、行为异常及其他异常，可有继发性骨及肌肉系统损伤；④除外进行性疾病所致的中枢性运动障碍及正常小儿暂时性运动发育迟缓。

3．发育神经学异常是脑瘫诊断的要素，主要表现如下：

（1）运动发育落后或异常：主要表现在粗大运动和精细运动两方面。

（2）肌张力异常：表现为肌张力增高或降低、肌张力变化或不均衡，同时伴有肌力的改变。

（3）姿势异常：脑瘫患儿的异常姿势主要表现为四肢和躯干的非对称性

姿势，与肌张力异常、原始反射延迟消失有关。

（4）反射异常：痉挛型脑瘫可表现为深反射活跃或亢进，可引出踝阵挛及病理反射，但小年龄组患儿主要观察反射是否呈对称性。反射异常主要表现为原始反射延迟消失，立直反射减弱或延迟出现，平衡反应延迟出现。

4．辅助检查特点　诊断脑瘫主要根据临床表现，辅助检查以影像学及电生理学为主，必要时还可选择其他辅助检查。

（1）头部影像学检查：由于脑损伤的特点不同，影像学可有各种各样的改变。

（2）神经电生理学检查：包括脑电图、肌电图以及诱发电位检查。

【鉴别诊断】

1．进行性脊髓性肌萎缩　本病于婴儿期起病，多于3～6个月后出现症状，少数患者生后即有异常，表现为上下肢呈对称性无力，肌无力呈进行性加重，肌萎缩明显，腱反射减退或消失，常因呼吸肌功能不全而反复患呼吸道感染，患儿哭声低微，咳嗽无力，肌肉活组织检查可助确诊，本病不合并智力低下，面部表情机敏，眼球运动灵活。

2．运动发育迟缓　有些小儿的运动发育稍比正常同龄儿落后，特别是早产儿。但其不伴异常的肌张力和姿势反射，无异常的运动模式，无其他神经系统异常反射。运动发育落后的症状随小儿年龄增长和着重运动训练后，可在短期内消失。

3．先天性肌弛缓　患儿生后即有明显的肌张力低下，肌无力，深腱反射低下或消失。平时常易并发呼吸道感染。本病有时被误诊为肌张力低下型脑瘫，但后者腱反射一般能引出。

4．智力低下　本病常有运动发育落后，动作不协调，原始反射、Vojta姿势反射、调正反应和平衡反应异常，在婴儿早期易被误诊为脑瘫，但其智力落后的症状较为突出，肌张力基本正常，无姿势异常。

【治疗】

1．针刺治疗　瘫痪：选择双侧运动区；不自主运动：扭转痉挛或手足徐动，选择双侧舞蹈震颤区；智能障碍：选情感区；癫痫发作：选百会穴。

2．综合治疗

（1）药物治疗：主要是对症治疗，口服或注射有关药物，如脑神经营养药、肌肉松弛药等。

（2）物理治疗和康复训练：根据患儿现有能力制定康复方案积极康复训练，达到最大限度的功能改善。言语障碍及智能不全者加强语言和文体音乐训练，以提高智能；运动障碍进行理疗、体疗、按摩等，以改善患肢的运动功能。

典型病例

李某，女，4 岁，哈尔滨市人，初诊时间 2020 年 8 月。

主诉： 家长诉患儿言语及生长迟缓、反应迟钝 2 年余。

简要病史： 患者出生时脐带绕颈，生长发育迟缓，2 岁余还不能说话（语迟），无法沟通，对外界刺激反应迟钝，于儿童医院确诊为"脑发育障碍"。遂来我处求治。患者现生长迟缓，目光呆滞，对外界事物刺激反应迟钝，无言语。家长自述其余无明显异常。

辅助检查： 自带颅脑 MRI 示脑形态大致正常，未见明显异常。

体格检查： 意识清楚，言语含糊，对答错乱，言语交流障碍，听理解可，额纹对称，双眼间距较宽，双眼瞳孔等大同圆，直径 3.5mm，光反射存在，四肢肌张力低下，四肢肌力 4- 级，俯卧位抬头无力，非对称性紧张性颈反射姿势阳性，四肢腱反射活跃，踝阵挛阳性，平衡反应延迟出现，病理征阳性。闭目难立征阳性，颈软，脑膜刺激征阴性。

诊断： 脑性瘫痪（肌张力低下型）。

治疗方案： 针刺治疗。

穴位处方： 经颅针刺激（百会穴、宁神穴、语言一区），体针（廉泉、膻中、内关、神门、阴郄、昆仑、太溪、太冲）。

操作： 头部穴区应用经颅重复针刺刺激手法，其余穴位常规针刺，得气为度。百会－宁神、双侧语言一区分别连接一组电针，使用电针治疗仪，连续波刺激，强度以患儿能耐受为度。每日1次，每次20分钟，每周治疗5天，4周为1个疗程。

治疗结果：

第1次治疗后，家长述患儿晚上睡眠好，其余无明显改善。

第10次治疗后，家长述患儿有时可叫爷爷奶奶，对外界刺激反应变快。

第20次治疗后，患儿目光逐渐有神，反应变快。手靠近其眼睛时知道眨眼，家长嘱其做事时会有相应反应。

后因天气变冷，停止治疗，但家长述患儿症状已明显改善。

疗效评价：显效。

按语：本病在治疗过程中应注意防止诊断扩大化，精准的诊断十分重要，也与疾病预后密切相关。在现代医学基础上，融合吸收中医药的优秀成果形成具有中国特色的中西医结合康复治疗体系是未来脑瘫治疗的方向。笔者经过长期的临床实践认为，经颅重复针刺刺激疗法确实能够改善疾病的功能障碍，但受限于脑瘫的病理状态，综合治疗才能取得较好疗效。

第十四节　视神经炎

视神经炎（optic neuritis，ON）是视神经任何部位发炎的总称，泛指视神经的炎性脱髓鞘、感染、非特异性炎症等疾病。广义上本病应包括累及视神经的各种感染性和免疫介导性疾病，以及中枢神经系统的脱髓鞘疾病，故又可称为炎性视神经病变。临床上根据发病部位不同，将视神经炎分为球内和球后两种，前者指视盘炎，后者系球后视神经炎。主要表现为急性或亚急性视力下降，伴或不伴眼眶痛和眼球转动痛、色觉损害、视野缺损等。

【临床表现】

1. **典型视神经炎** 多单眼发病，轻度眼周痛，眼球转动时加重，伴有轻、中度单眼视力下降，可自行恢复。视盘形态正常或水肿，可有乌托夫征（Uhthoff sign）、普尔弗里希（Pulfrich）现象和自限性神经症状发作。

2. **非典型视神经炎** 发病年龄多＞50岁或＜12岁，双眼同时或短期内相继发病，严重眼周痛伴视力下降（至低于0.1）且持续＞2周，3周内不会恢复，或无痛性视力下降。严重视盘水肿，黄斑星芒状渗出，视盘出血，眼前、后段炎症，视网膜渗出，可有家族史和肿瘤史。

目前，欧美国家临床上多采用上述典型和非典型视神经炎的分类方式，对有可能发展为多发性硬化相关性视神经炎时，在进行明确诊断后给予相应的预防性治疗，而对非典型视神经炎则进行进一步的病因学筛查。

【诊断标准】

1. 急性或亚急性视力下降，不能矫正。

2. 视神经损害相关性视野异常。

3. 患眼相对性传入性瞳孔功能障碍（RAPD）和／或视觉诱发电位（VEP）异常。

4. 眼底可正常或有轻度的视盘充血水肿。

5. 部分病例发病前后可有额部或眼眶深部钝痛，随眼球活动加剧。

6. 色觉障碍。

7. 除外其他视神经疾病，如压迫性、缺血性、浸润性、中毒性、外伤性及营养代谢性、遗传性视神经疾病等。

8. 除外视交叉及交叉后的视路和视中枢病变。

9. 除外其他眼科疾病，如眼前节病变、视网膜病变、黄斑病变、屈光不正、青光眼等。

【鉴别诊断】

需要与视神经炎进行鉴别的其他视神经疾病包括：非动脉炎性缺血性视神经病，压迫性及浸润性、外伤性、中毒性及营养代谢性、遗传性视神经病等。掌握各种不同类型的视神经病变临床特点，详尽的病史采集以及正确选择相应的辅助检查对于鉴别诊断非常重要。视交叉及视中枢病变主要表现为双颞侧偏盲或不同类型的同向偏盲，一般不容易与视神经炎混淆，但是在少数情况下也可能误诊。其他眼科疾病（如屈光不正、青光眼、视网膜病变、眼眶炎症等）甚至癔病也需要结合病史、体征并正确选用辅助检查才可能进行较为准确的鉴别诊断。

【治疗】

1．针刺治疗　选择双侧视区（大脑枕叶视觉中枢）、百会穴；体针配合双侧风池穴、双侧太阳穴、双侧四白穴。

2．药物治疗

（1）急性发作期：大剂量激素静脉冲击治疗，后续口服激素维持，逐渐减量。典型 ON 患者可用甲泼尼龙琥珀酸钠 1g 或 500mg 每日 1 次静脉注射，连续 3 日。随后用醋酸泼尼松每千克体重 1mg 口服，在 2 周内减停。非典型 ON 患者 3 日冲击治疗后如耐受性好，甲泼尼龙琥珀酸钠可减半继续使用 3～5 日。特别注意非典型 ON 患者口服激素减量应缓慢。注意激素禁忌，使用前签署知情同意书。

（2）多发性硬化相关性视神经炎缓解期治疗：首次 ON 发作伴 MRI 颅内脱髓鞘病灶的患者，需要联合神经科专家共同给予预防性治疗。治疗药物包括 β 干扰素、醋酸格拉默、米托蒽醌、那他珠单抗等，根据患者的性别、年龄、婚育情况、经济条件选择。

（3）视神经脊髓炎相关性视神经炎：急性发作期激素冲击治疗同前，但口服激素需要缓慢减量并维持在中小剂量（2.5～20mg/d），同时加用免疫抑制剂：硫唑嘌呤、麦考酚酯、甲氨蝶呤、米托蒽醌等。由于上述免疫抑制剂起效需时较长，故短期口服激素需要维持，以免复发。利妥昔单抗作为一种 CD20 单抗已在欧洲作为治疗 NMO 的一线药物，但在国内尚未大规模用于临床。

❀ 典型病例 ❀

刘某，女，13 岁，学生，居住在哈尔滨市。2020 年 8 月 10 日初诊。

主诉：左眼视力下降 1 个月。

简要病史：患者 1 个月前无明显诱因出现左眼视力下降，伴眼红，无红肿、流泪等。曾于 2020 年 7 月 28 日在某院诊断为"视神经炎"，住院给予抗病毒、激素系统治疗，视力未见改善。为求中医治疗来我处就诊，现患者现左眼事物模糊，无红肿、流泪。

体格检查：意识清楚，言语流利，认知定向正常。脑神经检查：视力检查，患者视力左眼视物模糊，右眼正常；视野粗测边缘缺损。余脑神经功能检查未见异常。脊柱及四肢检查未见异常。

辅助检查：左眼视力 0.04（检查结果来自外院），其余检查均无明显异常。

诊断：视神经炎。

治疗方案：针刺治疗 + 内科药物治疗。

穴位处方：经颅针刺激（双侧视区、百会穴、宁神穴），体针（双侧风池穴、双侧太阳穴、双侧攒竹穴、双侧四白穴、双侧光明穴）。

操作：头部穴区应用经颅重复针刺刺激手法，其余穴位常规针刺，得气为度。针刺得气后，双侧视区连接一组电针，使用电针治疗仪，设置连续波刺激 20 分钟，强度 1～2 之间。每日 1 次，每次 40 分钟，每周治疗 5 天，2 周为 1 个疗程。

治疗结果：

第 1 次治疗后，视力明显改善，患者可看清墙上的字（相距约 4m），视力表测试约 0.2；可看清手指。未针之前，仅可见眼前人影晃动，分不清手指数。

第 2 次治疗后，患者可看清手背上汗毛，视力表测约 0.4。

第 5 次治疗后，患者视力恢复正常，视力表测约 0.7。

继续针灸 5 次巩固效果，视力恢复正常，后离去。

测视力时为裸眼，患者经治疗后视力恢复至以往，矫正后约 1.0。

3 个月后追踪，视力正常。

疗效评价：痊愈。

按语：本病需针对病因进行治疗，最大程度挽救视功能的同时，防止或减轻、延缓进一步发生神经系统损害。配合中医中药治疗，对于降低视神经炎复发、减少激素治疗副作用、促进视功能恢复有一定帮助。临床中选择视区作为主要的治疗穴区，通过经颅重复针刺刺激手法，在捻针过程中部分患者能感受到光感和视力的变化，基础病控制良好、视神经损害较轻的患者有希望恢复大部分视力。

第十五节　神经症

一、焦虑症

焦虑症是焦虑性神经症的简称，包括急性焦虑与慢性焦虑两种发病形式。急性焦虑为惊恐障碍，是以反复出现的心悸、出汗、震颤等自主神经症状，并伴有莫名担心产生不幸后果的惊恐为特征的一种急性焦虑障碍。慢性焦虑又称为广泛性焦虑症，以一类无间断性的、无明确存在的客观对象或内容，不可抑制的紧张担心、坐立难安等为主要焦虑状态的临床表现，伴有一系列典型的自主神经功能紊乱症状，如头晕、呼吸困难、尿频、尿急、出汗、震颤等，亦可伴有肌肉紧张、运动性不安等症。临床上以广泛性焦虑症发病率占主导。

【临床表现】

1. 惊恐障碍

（1）无明显诱因，没有特定环境，以至于发作不可预测。

（2）在发作间歇期，除害怕再发作外，无明显异常。

（3）强烈的恐惧、焦虑及明显的自主神经症状：心悸、胸闷、胸痛、气喘、过度换气、头晕、多汗、四肢发麻、震颤、胃肠道不适感等。

（4）在日常生活中突然出现强烈恐惧，好像即将死去（濒死感）、失去理智（失控感），患者难以忍受。

（5）发作突然，迅速达到高峰，一般不超过1小时，可自行缓解。

（6）发作时常有人格解体、现实解体，意识清晰，事后能回忆。

2．广泛性焦虑症

（1）表现为无明确对象和具体内容的焦虑和紧张不安，对现实生活中的某些问题过分担心、烦恼。

（2）常感到心烦意乱，怕有祸事临头。

（3）常伴有自主神经症，如心慌、胸闷、呼吸急促、头晕等。焦虑症是交感神经兴奋，如面部潮红或苍白、口干、胃部不适、恶心、腹痛、腹胀、尿频、尿急等。

（4）常伴有失眠、注意力减退。

（5）运动性不安，表现为搓手顿足、来回走动、惶惶不可终日，患者难以忍受又无法解脱而感到痛苦。

【诊断标准】

根据《中国精神障碍分类与诊断标准（第3版）》（CCMD-3）进行诊断：

1．惊恐障碍

（1）症状标准：发作须符合以下四项。①发作无明显诱因，没有特定情景，发作不可预测；②在发作间歇期，除害怕再发作外，无明显异常；③强烈的恐惧、焦虑及明显的自主神经症状，常有人格解体、现实解体、濒死恐惧，或失控感等痛苦体验；④发作突然开始，迅速达到高峰，意识清晰，事后能回忆。

（2）严重标准：患者因难以忍受又无法解脱，而感到痛苦。

（3）病程标准：在 1 个月内可发作 3 次，或在首次后继发害怕再发作的焦虑持续 1 个月。

（4）排除标准：排除躯体疾病或其他精神障碍，如：恐惧症、抑郁或躯体形式障碍等继发的惊恐发作，排除躯体疾病，如：癫痫、心脏病、甲亢或自发性低血糖等。

2．广泛焦虑症

（1）症状标准：①符合神经症的诊断标准。②以持续的原发性焦虑症状为主，并符合下列两项：A.经常或持续的无明确对象和固定内容的恐惧或提心吊胆；B.伴随自主神经症状或运动性不安。

（2）严重标准：社会功能受损，患者因难以忍受又无法解脱，而感到痛苦。

（3）病程标准：符合症状标准，至少已 6 个月。

（4）排除标准：①排除甲亢、高血压、冠心病等躯体疾病的继发性焦虑；②排除兴奋药物过量，催眠镇静药物或抗焦虑药的戒断反应，强迫症、恐惧症、疑病症、神经衰弱、躁狂症、抑郁或分裂症等伴发的焦虑。

【治疗】

1．针刺治疗　选择情感区、百会穴；体针可配合双侧安眠穴、双神门穴、内关穴、太冲穴、三阴交穴。

2．其他治疗　包括心理治疗和药物治疗。

（1）心理治疗：心理治疗方法很多，根据不同病情特点采取有效的治疗手段。如支持性心理治疗、认知行为疗法、放松训练、心理自助法、精神动力疗法、生物反馈治疗等。

（2）药物治疗

1）苯二氮䓬类：抗焦虑作用较明显的有地西泮、阿普唑仑、氯硝西泮等，主要用于广泛性焦虑，也可改善睡眠，不宜长期运用。

2）美托洛尔：可用于焦虑症伴心脏神经官能症患者，可降低心肌耗氧量，首次用 12.5mg，3 天后改为 25mg（每日 1 次），要注意脉搏的变化。

3）SSRI 类：如帕罗西汀、氟西汀等适用于焦虑伴抑郁。

4）文拉法辛、心神宁、多塞平等主要用于焦虑。

5）抗抑郁剂：丙米嗪、氯米帕明适用于惊恐发作。

根据患者情况选用药物。

典型病例

黄某，女，29 岁，于 2012 年 12 月 29 日初诊。

主诉：心烦急躁 1 月余，伴头项及肢体颤动加重 1 天。

简要病史：患者于 1 个月前与男友发生情感纠葛，继而出现心情烦躁、紧张、担心，坐立不安，对生活失去信心，随后逐渐出现失眠、健忘、头晕、心慌、呼吸急促、尿频、出汗多、口渴等症状，3 天前患者来我院精神科就诊，诊断为焦虑症，予以抗焦虑、镇静催眠等对症处理。昨日患者突然出现肢体及头项部震颤，遂来针灸科门诊就诊。现症见心烦，焦躁，呼吸急促，汗多，口渴，纳差，肢体及头项震颤，小便频，大便干，月经正常。

体格检查：患者一般状态尚可，意识清，言语明，反应正常，面容焦虑，语音颤抖，双眼瞳孔等大同圆，光反射存在，眼球各向运动可，水平眼震（＋），鼻唇沟对称，伸舌居中，舌体震颤（－）。上肢静止性震颤（＋），四肢肌力、肌张力正常，腱反射存在，病理征未引出。皮肤划痕试验（＋），眼心反射（＋）。焦虑自评量表（SAS）：中度焦虑。

诊断：焦虑症。

治疗方案：针刺治疗。

穴位处方：经颅针刺激（情感区、百会穴）、体针（头项部：太阳、安眠均双侧；四肢：内关、神门、足三里、三阴交、太冲、照海均双侧）。

操作：头部穴区应用经颅重复针刺刺激手法，体针常规针刺，得气为度。此后，百会－情感区、双侧安眠穴、同侧内关－神门、同侧太冲－三阴交分别连接一组电针，使用电针治疗仪，设置连续波刺激 20 分钟，强度 1～2 之间。每日 1 次，每次 40 分钟，每周治疗 5 天，2 周为 1 个疗程。

治疗结果：

针刺 2 天后，患者自述心情较舒畅，肢体震颤症状基本消失，诸症减轻。

针刺 4 天后，头晕、心慌、汗多、尿频、口渴症状基本消失。

针刺 10 天后，患者心情良好，余症状全部消失，为巩固疗效继续治疗。

针刺治疗 20 天后，病愈出院。

疗效评价：痊愈。

按语：中医认为本病与患者自身心理状态及外部环境密切相关，治疗时应注意调节肝、肾、心三脏功能，调和气血。内关、神门养心安神，太阳调节睡眠，足三里、三阴交补肾养血。应用经颅重复针刺刺激疗法可使效果益增，多数患者在初次治疗后即有症状改善的感觉。

二、抑郁症

抑郁症是抑郁障碍最常见的类型，表现为单次发作或反复发作，具有较高的复发风险。发作期存在显著的情感、认知和躯体症状，发作间期症状缓解。临床上主要表现为心境低落，与其处境不相称，可以从闷闷不乐到悲痛欲绝，甚至发生木僵，部分患者会出现明显的焦虑和运动性激越，严重者可以出现幻觉、妄想等精神病性症状。部分患者存在自伤、自杀行为，甚至因此死亡。通常所说的抑郁症包括抑郁发作和复发性抑郁障碍。

【**临床表现**】

首先重点询问患者的躯体症状，当患者持续存在定位不明确的躯体疼痛或不适症状，且生理指标无异常时，也应该考虑到抑郁症的可能性。

1. **临床症状** 主要包括三部分：情绪症状、躯体症状和认知症状。情绪症状是抑郁症的核心症状。

（1）情绪 / 心境低落：患者大多数时候显得情绪低落，感觉心情压抑、

"提不起精神"，常哭泣。典型的抑郁表情是忧伤，额头紧锁。在情绪低落的背景上，患者的自我评价往往降低，感到自己能力低下，不如别人，什么事也干不好或干不了。与此同时，患者可能产生无用、无助或绝望感，感到个人的一切都糟糕，前途暗淡，毫无希望。

（2）兴趣减退：绝大多数患者会出现兴趣减退及愉快感缺乏，常无法从日常生活及活动中获得乐趣，即使对以前非常感兴趣的活动也难以提起兴趣，对通常令人愉快的环境缺乏情感反应。因此，患者常放弃原来喜欢的一些活动（如体育活动、业余收藏、社会交往等），往往连正常工作、生活享受和天伦之乐等都一概提不起兴趣，体会不到快乐，行为退缩。

（3）疲劳感、活力减退或丧失：患者感到自己整个人已经垮了，做什么（包括自理生活）都需别人催促或推他一把，否则就根本不想动。初期常有"力不从心"的感觉，但到了后来，虽然想挣扎着做些事情，但总是坚持不下去。多数抑郁症患者会有不同程度的疲乏感，且通过休息或睡眠并不能有效地恢复精力。对工作感到困难，常不能完成任务。有时，疲劳感也可能与睡眠障碍有关。

（4）认知症状：抑郁症患者往往思维活动减慢，言语活动减少，说话缓慢。由于思考过程困难，一些简单的问题也需要较长时间才能完成。决断能力明显降低，变得优柔寡断、犹豫不决，甚至对一些日常小事也难以做出决定。注意力不集中、容易分心、信息加工能力减退、对自我和周围环境漠不关心。

（5）焦虑或激越：很多抑郁症患者有焦虑、紧张等症状。患者忧心忡忡、坐立不安，不断地走动、来回踱步、搓手、无目的动作等。

（6）躯体症状：多数抑郁症患者表现为食欲减退，进食量少，消化功能差，常有体重减轻，也有少数患者表现为食欲增加。

（7）自杀观念、自杀企图与自杀：由于情绪低落，自我评价低，患者很容易产生自卑、自责，并感到绝望，因此抑郁症患者很容易产生自杀观念，常比较顽固，反复出现。在自杀观念的驱使下，部分患者会产生自杀计划甚至有自杀行为。

2. 辅助检查及实验室检查　迄今为止，尚无抑郁症的特异性检查项目。

【诊断标准】

抑郁症是一类具有"发作性"特点的精神疾病，诊断时既要评估目前发作的特点，还要评估既往发作的情况。抑郁症的诊断应结合病史、病程特点、临床症状、体格检查和实验室检查等进行综合考虑。

1. 精神检查　全面的精神检查包括一般表现（意识、定向力、接触情况、日常生活表现等），认知过程（包括感知觉、注意力、思维、记忆力、智能、自知力等），情感活动，意志及行为表现等。在此基础上，重点关注患者的情绪及其相关症状，评估其抑郁是否伴有躁狂症状、认知缺陷和幻觉、妄想等精神病性症状。评估患者的自杀风险是抑郁症评估的重要环节。同时还需评估与其他精神障碍和躯体疾病的共病情况。评估这些内容有助于治疗方法的选择。

2. 病史追踪　对于存在抑郁症状的患者，应当进行完整的心理社会和生物学评估。包括现病史、症状演化过程、是否有过自杀意念，既往是否有过躁狂发作或幻觉、妄想等精神病性症状发作，目前的治疗情况及疗效、过去的治疗史，家族史、个性特点、嗜好及重大生活事件影响等。

3. 诊断标准　完善上述精神检查以及信息收集后，依据诊断标准进行诊断和鉴别。

根据《国际疾病分类（第 10 版）》（ICD-10），抑郁症的症状学标准里包括 3 条核心症状及 7 条其他症状，核心症状：①心境低落；②兴趣和愉快感丧失；③疲劳感、活力减退或丧失。其他症状：①集中注意和注意力降低；②自我评价和自信降低；③自罪观念和无价值感；④认为前途暗淡悲观；⑤自伤或自杀的观念或行为；⑥睡眠障碍；⑦食欲下降。当同时存在至少 2 条核心症状和 2 条其他症状时，才符合抑郁症的症状学标准。如果符合抑郁症的症状学标准，还需同时满足 2 周以上的病程标准，并存在对工作、社交有影响的严重程度标准，同时还应排除精神分裂症、双相情感障碍等重性精神疾病和器质性精神障碍以及躯体疾病所致的抑郁症状群，方可诊断抑郁症。抑郁症按严重程度分为轻、中、重度。

【鉴别诊断】

1. **焦虑障碍** 抑郁障碍与焦虑障碍常共同存在，但它们是不同的临床综合征。抑郁障碍以"情绪低落"为核心，焦虑障碍以"害怕、恐惧、担忧、着急"为核心表现。按照等级诊断原则，达到抑郁障碍诊断标准优先诊断抑郁障碍；若抑郁、焦虑各自达到其诊断标准，没有因果关联时也可以共病诊断。

2. **双相情感障碍** 双相情感障碍是在抑郁发作的基础上，有过1次及以上的躁狂/轻躁狂发作史。抑郁发作的疾病特征是个体的情感、认知、意志行为的全面"抑制"，双相情感障碍的疾病特征是"不稳定性"。有些抑郁发作患者并不能提供明确的躁狂、轻躁狂发作史，但是具有如下特征：25岁前起病、不典型抑郁症状（如食欲增加、睡眠增加等），伴焦虑或幻觉、妄想等精神病性症状，有双相情感障碍家族史、抗抑郁药足量足疗程治疗不能缓解等。在这类抑郁症患者的诊治中，要高度关注和定期随访评估躁狂发作的可能性，以及时修正诊断和治疗方案。

3. **躯体情况所致抑郁障碍** 基本特征是突出和持续的抑郁情绪，或几乎所有活动的兴趣或愉快感减低为主要临床表现，且抑郁状态是躯体情况直接的生理效应所致。躯体情况病因包括神经系统疾病、内分泌疾病等，如脑卒中、帕金森病、脑外伤、库欣综合征和甲状腺功能减退等。

【治疗】

1. **针刺治疗** 选择情感区、百会穴、左右神聪穴，配合双侧安眠穴；肢体上可以配合双神门穴。

2. **药物治疗** 抗抑郁药根据作用机制或化学结构的不同分为以下几类：选择性5-羟色胺再摄取抑制剂（SSRI），5-羟色胺和去甲肾上腺素再摄取抑制剂，去甲肾上腺素能与特异性5-羟色胺能抗抑郁剂，三环和四环类抗抑郁药，单胺氧化酶抑制剂（MAOIs）等。三环和四环类抗抑郁药、

MAOIs 属传统的第一代抗抑郁药，其他均为新型抗抑郁药，后者在安全性、耐受性和用药方便性方面较前者更有优势，是临床推荐首选的药物，其中 SSRI 又是最常用的一类。

3.心理治疗　心理治疗对于轻、中度抑郁症的疗效与抗抑郁药疗效相仿，但对于重度抑郁发作往往不能单独使用，需在药物治疗基础上联合使用。对于抑郁症患者可采用的心理治疗种类较多，常用的主要有支持性心理治疗、认知疗法、行为疗法、动力学心理治疗、人际心理治疗以及婚姻和家庭治疗等。

=典型病例=

张某，女，44 岁，无业，北京市人，初诊时间 2019 年 6 月 26 日。

主诉：心慌伴抑郁 1 年余。

简要病史：患者最近 1 年多因家庭原因与儿子居住在北京，帮助儿子照顾孩子，自述生活条件差，很少有社交活动，出现自觉心跳异常、心情压抑，不愿意与人交流，不愿出门，几度有轻生想法。在北京某医院确诊为抑郁症，应用抗抑郁药物治疗（药物不详），由于药物副作用停止服药。为求进一步治疗来我处就诊。现患者表情呆滞，沮丧，语言少，情绪低落，心慌，睡眠差，不愿意交流，纳差。

诊断：抑郁症。

治疗方案：针刺治疗＋心理治疗。

穴位处方：经颅针刺激（百会穴、情感区），体针（头项部：印堂、双侧安眠、双侧太阳；四肢：间使、神门、内关、合谷、足三里、光明、太冲、照海均双侧）。

操作：头部穴区应用经颅重复针刺刺激手法，体针常规针刺，得气为度。针刺得气后，百会－印堂、情感区两侧、双侧安眠、同侧内关－神门、同侧光明－足三里分别连接一组电针，使用电针治疗仪，设置连续波刺激 20 分钟，强度 1～2 之间。每日 1 次，每次 40 分钟，每周治疗 5 天，2 周为 1 个疗程。

治疗结果：

第 1 次治疗后，患者心情大为好转，心慌出现时间缩短。

第 7 次治疗后，患者心慌、抑郁诸症均已消失。

继续巩固治疗 7 天。数月后随访，患者状态良好，心情乐观，生活等已恢复正常，特来感谢。

疗效评价：痊愈。

按语：肝主疏泄，调节情志，而足厥阴肝经与督脉上会于颠顶，故取百会穴调畅情志，振奋阳气；情感区对应额叶额极部，对情感障碍有重要调节作用。所以，在抑郁的针刺治疗时，首选百会穴和情感区，并应用经颅重复针刺刺激手法。此外，本病还可以根据患者的不同躯体症状，随其所属经脉脏腑而取穴治疗。

三、恐惧症

恐惧症又称恐怖症，是指患者对外界某些处境、物体或与人交往时，产生异乎寻常的恐惧与紧张不安，可致脸红、气促、出汗、心悸、血压变化、恶心、无力甚至昏厥等症状，因而出现回避反应。患者明知这种恐惧反应是过分的或不合理的，但仍反复出现，难以控制，于是极力避免导致恐惧的客观事物或情境，或是带着畏惧去忍受，因而影响其正常活动。一般分为场所恐惧症、社交恐惧症和特定的恐惧症。

【临床表现】

1．心血管系统症状　胸痛、胸闷、心悸、心前区不适、气短、呼吸不畅、叹息样呼吸或窒息感等。

2．焦虑症状

（1）精神性焦虑：可表现为心神不宁、烦躁不安、易激惹、话多或吵闹、过分担心、自伤或自杀行为等。

（2）躯体性焦虑（运动性不安）：可有坐卧不宁、肢体抖动或震颤、捶胸顿足、撕头发、在地上打滚、爬窗、肌肉紧张及跳动等。

（3）自主神经症状：可有胸闷、气急、心悸、头昏、手脚麻木、出汗、口干、恶心、腹泻、尿频、吞咽困难等。

（4）睡眠障碍：入睡困难，或彻夜不眠，或间断睡眠、易醒等。

【诊断标准】

参照《中国精神障碍分类与诊断标准（第3版）》：

1. 符合神经症的诊断标准。

2. 以恐惧为主，需符合以下4项：

（1）对某些客体或处境有强烈恐惧，恐惧的程度与实际危险不相称；

（2）发作时有焦虑和自主神经症状；

（3）有反复或持续的回避行为；

（4）知道恐惧过分、不合理，或不必要，但无法控制。

3. 对恐惧情景和事物的回避必须是或曾经是突出症状。

4. 排除焦虑症、分裂症、疑病症。

【治疗】

1. 针刺治疗 选择情感区、百会穴，孙氏腹针腹一区，配合双内关穴。

2. 药物治疗 有两类最常见的处方药，一类是镇静剂类，如阿普唑仑和劳拉西泮；另一类是抗抑郁类药物，如舍曲林、帕罗西汀和依地普仑。

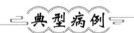

典型病例

戴某，男，34岁。2012年2月20日就诊。

主诉：发作性恐惧、心慌、气短2天。

简要病史：2天前乘坐电梯时出现胸闷，心慌，气短，有难以忍受的感觉，内科常规检查未见明显异常改变，收入内科住院治疗，按照冠心病处理，症状未见明显好转出院，患者在住院期间步行上、下10楼未见惊恐、胸闷等症状出现，但是不敢乘坐电梯，见电梯即内心出现恐慌，感觉进入电梯就会出现胸闷、心慌、憋闷等。为寻求中医治疗，遂来我处。

体格检查：神清语利，反应敏感，胸廓正常，肋间隙等宽。双肺呼吸音清，未闻及干湿性啰音。心脏叩诊心界不大，听诊各瓣膜未闻及病理性杂音，心律齐。肋下肝脾未触及。腹软，无压痛及反跳痛。移动性浊音（－）。无肠鸣音亢进，无气过水声。下肢无水肿，四肢脉搏可触及。神经系统、运动系统查体未见异常，发作性胸闷，心慌，气短，难以忍受。恐惧症自测量表：12分（中度）。

辅助检查：自带心电图示窦性心律，心电轴正常，大致正常心电图。

诊断：恐惧症。

治疗方案：针刺治疗。

穴位处方：经颅针刺激（百会、情感区、上星），腹针（腹一区），体针（安眠、风府、曲池、间使、大陵、申脉）。

操作：患者仰卧位，局部皮肤常规消毒，选取0.30mm×40.0mm一次性不锈钢无菌针灸针。百会、情感区应用经颅重复针刺刺激手法；腹一区针刺时，要求与皮肤呈15°平刺入腧穴，切勿伤及内脏，手法施以泻法；其余腧穴常规针刺，平补平泻，得气为度。诸穴得气后，连接电针仪。每日1次，每次40分钟，每周5次，2周为1个疗程。

治疗结果：

针刺1次后患者症状明显减轻，可以乘坐电梯。

针刺1周后患者病情基本稳定，痊愈。

疗效评价：痊愈。

按语：本病我们通过经颅重复针刺刺激疗法配合腹一区及相应体针治疗，效果明显。百会、情感区、腹一区能使刺激信号作用于相应的大脑区域，达到调节脑功能的作用；上星穴为"鬼门十三针"之"鬼堂"，功能升清降浊，温煦原神，诸穴合用，使惊恐得解。

第十六节　癫痫

癫痫是一种以具有持久性的致病倾向为特征的脑部疾病。异常放电神经元的位置不同及异常放电波及的范围差异，导致患者的发作形式不一，可表现为感觉、运动、意识、精神、行为、自主神经功能障碍或兼有之。临床上每次发作或每种发作的过程称为痫性发作，一个患者可有一种或数种形式的痫性发作。癫痫是表现形式较为恶劣的病症，严重影响患者生活。

【临床表现】

1．癫痫的临床表现多样，但都具有以下共同特征：

（1）发作性，即症状突然发生，持续一段时间后迅速恢复，间歇期正常。

（2）短暂性，即发作持续时间非常短，通常为数秒或数分钟，除癫痫持续状态外，很少超过半小时。

（3）重复性，即第一次发作后，经过不同间隔时间会有第二次或更多次的发作。

（4）刻板性，指每次发作的临床表现几乎一致。

2．癫痫发作分类

（1）部分性发作：指起源于大脑半球的局部神经元的异常放电，包括单纯部分性、复杂部分性、部分性继发全面性发作三类，前者为局限性发放，无意识障碍，后两者放电从局部扩展到双侧脑部，出现意识障碍。

（2）全面性发作：症状学和脑电图提示发作起源于双侧脑部，多在发作期就有意识丧失。可分为全面强直－阵挛性发作、强直性发作、阵挛性发作、失神发作、肌阵挛发作以及失张力发作。

【诊断】

癫痫是多种病因所致疾病，其诊断需遵循三步原则：首先明确发作性症状是否为癫痫发作；其次是哪种类型的癫痫或癫痫综合征；最后明确发作的病因是什么。完整和详尽的病史对癫痫的诊断、分型和鉴别诊断都具有非常重要的意义，详尽的问诊，以及全身和神经系统查体是必需的。

1．辅助检查

（1）脑电图（EEG）：脑电图是诊断癫痫最重要的辅助检查方法，能明确癫痫的诊断、分型和确定特殊综合征。常规脑电图能检测到约50%患者的痫样放电，采用过度换气、闪光刺激、睡眠或剥夺睡眠等诱发技术均能提高检出率。24小时长程脑电图监测和视频脑电图可提高痫样放电的可能性，有助于鉴别晕厥、短暂性脑缺血发作、猝倒和癔症等类似痫性发作疾病。但部分癫痫患者脑电图检查始终正常，而有少数正常人中偶尔检出痫样放电，因此不能单纯依据脑电图的改变来确定是否为癫痫。

（2）神经影像学检查：CT、MRI应作为排除颅内器质病变的常规检查，可确定有无脑结构异常，可作癫痫的病因诊断，MRI诊断较为敏感。功能影像学检查如SPECT、PET等能从不同角度反映脑局部代谢变化，辅助癫痫灶的定位。

2．其他

对中枢神经系统感染性疾病，特别是脑囊虫病，脑脊液常规、生化、免疫学和分子生物学检查对明确癫痫的病因有意义。其他如血糖、血钙、血镁、肝功能和肾功能等检查对某些癫痫的诊断也有重要意义。

【鉴别诊断】

1．晕厥

为弥漫性脑部短暂性缺血、缺氧所致意识瞬时丧失和跌倒。部分患者可出现肢体强直或阵挛，需与失神发作、癫痫全面性发作等鉴别。晕厥诊断依据：①多有明显诱因，如焦虑、疼痛、见血、严寒、情绪激动、持久站立、咳嗽、憋气、排尿、排便等；②发作时常伴脸色苍白、眼前发黑、出冷汗；③跌倒的发生和恢复均较慢，有明显的发作后状态；④心源性、脑源性、神经源性和低血糖性晕厥，常伴有相应原发疾病的症状和体征；⑤脑电图检测多无痫样放电。

2．假性癫痫发作

又称癔症样发作，是一种非癫痫性发作性疾病，是由心理障碍而非脑电紊乱引起的脑功能异常。临床表现与癫痫相似，难以区别。发作时脑电图检查无痫样放电及对抗癫痫药物治疗无效是与癫痫鉴别的关键。但应注意，10%的假性发作患者可同时伴有癫痫，10%～20%的癫痫患者中亦伴有假性发作。

3．发作性睡病　可引起意识丧失和猝倒，易误诊为癫痫。根据突然发作的不可抑制的睡眠、睡眠瘫痪、入睡前幻觉及猝倒症四联征可鉴别。

4．基底动脉型偏头痛　因意识障碍应与失神发作鉴别，但其发生缓慢，程度较轻，意识丧失前常有梦样感觉；偏头痛为双侧，多伴有眩晕、共济失调、双眼视物模糊或眼球运动障碍，脑电图可有枕区棘波。

5．短暂性脑缺血发作（TIA）　TIA 多见于老年人，常有动脉硬化、冠心病、高血压、糖尿病等病史，临床症状多为缺失症状（感觉丧失或减退、肢体瘫痪）、肢体抽动不规则，也无头部和颈部的转动，症状常持续 15 分钟到数小时，脑电图无明显痫性放电；而癫痫见于任何年龄，以青少年为多，前述危险因素不突出，癫痫多为刺激症状（感觉异常、肢体抽搐），发作持续时间多为数分钟，极少超过半小时，脑电图上多有痫性放电。

6．低血糖症　血糖水平低于 2mmol/L 时可产生局部癫痫样抽动或四肢强直发作，伴意识丧失，常见于胰岛 B 细胞瘤或长期服降糖药的 2 型糖尿病患者，病史有助于诊断。

【治疗】

1．针刺治疗　选择百会穴、宁神穴。应用经颅重复针刺刺激手法，要求每个穴区捻转 5 分钟，休息 15 分钟后再次捻转 3 分钟，如此重复 3 次，15 天一个疗程，最好坚持半年以上的治疗。多数患者可以控制发作。

2．综合治疗　包括药物治疗、手术治疗、饮食及其他非侵入性治疗、细胞治疗等。药物治疗是目前抗癫痫的主要手段，也是目前认为最有效的方法，大约一半以上的癫痫都可被药物控制，但不能根除。临床抗癫痫药物主要包括苯妥英钠、卡马西平、丙戊酸钠和新型的抗癫痫药物等。

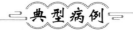
典型病例

隋某，女，57 岁，退休干部，哈尔滨市人，初诊时间：2020 年 10 月 14 日。

主诉：间歇性失忆半年。

简要病史：患者于今年 4 月份无明显诱因出现间歇性失忆，每次持续约

20分钟，缓解后记忆恢复正常，发作期间没有任何记忆，曾前往哈尔滨某医院就诊。做头部CT、脑电图，诊断为癫痫，给予改善循环治疗（具体药物不详），未见明显效果，未给予抗癫痫药物。患者自述近期发作频繁，3天发作两次，以往多数情况于下午发作，寐差，二便及饮食正常。

体格检查：神志清楚，言语流利，形体适中，双眼球各向运动灵活，无眼震，双侧瞳孔等大同圆，对光反射灵敏。无中枢性面舌瘫。四肢肌力、肌张力正常，腱反射对称存在，病理反射未引出。

辅助检查：自带头部MR示未见异常，请结合临床；自带脑电图示局灶性尖慢复合波出现，提示痫性发作。

诊断：癫痫－失神发作。

治疗方案：针刺治疗＋抗癫痫药物治疗。

穴位处方：经颅针刺激（百会穴、宁神穴），体针（双侧安眠穴、大椎穴、双侧太阳穴、双侧申脉穴）。

操作：头部穴区应用经颅重复针刺刺激手法；体针常规针刺，得气为度。留针30分钟。每日1次，每周7次，4周一疗程。

治疗结果：

第1次治疗后，患者自述未发作，睡眠改善。

第7次治疗后，患者自述期间一直未发作，状态良好。

第15次治疗后，患者自述期间未发作，一切恢复正常。

后改为每周治疗2次，持续1个月，治疗期间一直未发作，后离去。

疗效评价：显效。

按语：癫痫是大脑异常放电导致的一组发作性多样、表现复杂的疾病。具有突然发生、自然终止、惯于复发的特点。本病应用经颅重复针刺刺激疗法有很好的疗效，能够减少发作频率，甚至停止发作。但需要每天针一次或隔日一次，坚持长期治疗，达到3个月至半年以上。根据相关研究报道，本病临床中是否应用电针并无严格规定。百会穴和宁神穴在施用手法后，可以加电针。

第十七节　面肌痉挛

面肌痉挛，又称面肌抽搐，是一种外周性肌张力障碍疾病，指一侧面神经所支配的肌肉不自主地、阵发性、无痛且不规则抽搐的病症。该病进展缓慢，且病发于面部，极易引起心理和社交活动障碍，影响患者的生活质量。本病病因未明，常由异常动脉或静脉、罕见基底动脉瘤、听神经瘤、脑干梗死或多发性硬化所致。

【临床表现】

多中年以后起病。发病早期多为眼轮匝肌间歇性抽搐，后逐渐缓慢扩散至一侧面部其他面肌，以口角肌肉抽搐最为明显，严重时可累及同侧颈阔肌。紧张、疲倦、自主运动时抽搐加剧，入睡后停止，两侧面肌均有抽搐者少见。少数患者病程晚期可伴患侧面肌轻度瘫痪。

【诊断标准】

1. 面肌痉挛患者病情发作的时候眼裂会变小，用眼和讲话极为不便，嘴角歪斜，情绪波动，注意力集中时加重，这些症状表现一般情况下在睡眠中会消失。

2. 面肌痉挛患者主要表现为一侧面部不自主的抽动，双侧患病者约占 0.7%。

3. 部分面肌痉挛患者有同侧舌前味觉及同侧听觉障碍。

4. 面肌痉挛患者的病程发展十分缓慢，最早累及眼轮匝肌，以下眼睑跳动为主，以后逐渐累及颈阔肌。随着病情的发展，肌肉抽搐的程度增加，频率加快。

【鉴别诊断】

需与以下疾病鉴别：

1. **功能性睑痉挛**　常见于中年以上女性患者，常为双侧性，仅局限于眼睑肌的痉挛，无下部面肌抽搐。

2. **习惯性抽动症**　常见于儿童和青壮年，有较为明显的肌肉收缩，多与精神因素有关。

3．梅热综合征 多见于老年女性，主要为双侧睑痉挛，伴口、舌、面肌、下颌、喉及颈肌肌张力障碍。

【治疗】

1．针刺治疗

选择穴区：运动区下 1/5、感觉区下 1/5（病变对侧）；配合选择病变侧的下关穴、听会穴。

手法操作：病变对侧的运动区下 1/5，即面神经投射区（相当皮质脑干束的起点），应用经颅重复针刺刺激手法，捻转 3～5 分钟后加用电针（运动区下 1/5 为刺激电极，感觉区下 1/5 为参考电极）。病灶侧下关穴、听会穴直刺一寸半深，连接电针仪，应用慢波，使局部肌肉抽动。如此通过松解面神经受压而减轻或控制面肌痉挛。

2．A 型肉毒毒素（BTX–A）局部注射 为目前治疗面肌痉挛的首选方法，安全有效，简便易行。在痉挛明显部位注射 BTX–A 2.5～5U，每次注射约 50U，3～5 天起效，注射 1 周后有残存痉挛者可追加注射，疗效可持续 3～6 个月，复发者可做原量或加倍量注射，但每次注射总剂量不应高于 200U。不良反应为短期眼睑下垂、视觉模糊、流涎等，数日可消失。此药可用于多种局限性肌张力障碍的治疗，是近年来神经疾病治疗领域的重大进展之一。

3．药物治疗 可选用多种镇静药、抗癫痫药，对某些患者可减轻症状。卡马西平 0.6～1.0g/d，2/3 患者有效，还可试用氯硝西泮、加巴喷丁等。

4．手术治疗 BTX–A 注射疗效不佳患者，如血管压迫所致面肌痉挛，可采用面神经微血管减压术，周围神经切断术也可能有效。

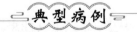
典型病例

李某，女，44 岁，医生，哈尔滨市人，初诊时间：2020 年 7 月 3 日。

主诉： 右侧面部肌肉不自主抽动 2 年。

简要病史： 患者 2 年前无明显原因出现右侧面部肌肉不自主抽动，紧张时加重，曾于自己工作单位进行针灸治疗，未见明显改善，近两个月来加重，影响工作和生活，经朋友介绍来此就诊。现患者右侧面部肌肉不自主抽动，紧张时加重，抽动明显且十分频繁。

体格检查：意识清楚，言语流利，对答切题，额纹对称，双眼瞳孔等大同圆，直径2.5mm，光反射存在，右眼眼裂小，双眼各向运动可，眼震未引出，右侧面部从上眼睑、颧部、面颊、口角阵发性不自主抽动，右侧面部肤色色素沉着，右侧鼻唇沟深，口角歪向右侧。伸舌居中，咽反射存在。下颌反射（＋），眉心反射（＋），四肢肌力、肌张力正常。指鼻试验（－），上肢轮替试验（－），闭目难立征（－），病理征（±）。

辅助检查：自带颅脑MR示大脑结构正常，沟回清晰，脑室不大，未见明显异常；自带面部肌电图示可见阵发性肌肉收缩募集多相波，神经传导速度轻度下降，未见肌源性损害特征。

诊断：面肌痉挛。

治疗方案：针刺治疗。

穴位处方：经颅针刺激（百会穴、宁神穴、左侧运动区下1/5、左侧感觉区下1/5），体针（右侧听会、右侧下关）。

操作：头部穴区应用经颅重复针刺刺激手法，体针行常规针刺，深度要求1.5寸，得气后加电针，使用电针仪，运动区－感觉区、两侧宁神穴分别连接一组电针，使用连续波，频率20Hz，时间20分钟；听会－下关连接一组电针，应用慢波，频率3Hz，时间20分钟，使局部肌肉被迫运动，以达到松解和减轻面神经压迫的作用。电针结束后，继续留针20分钟，起针。每日1次，每次40分钟，每周7次，连续2周为一个疗程。

治疗结果：

第1次治疗后，患者自述当天下午抽动明显减少。

第7次治疗后，行针之后抽动可停止。

第15次治疗后，抽动明显减少，紧张时会有抽动，幅度较以往小很多，紧张时偶尔抽动。放松时基本不抽动。

针灸30次后，紧张时仍偶有抽动，频率及幅度明显减少，平素安静时状态良好，未见明显抽动。

后因工作原因，停止治疗，患者十分满意。

疗效评价：显效。

按语：本病表现为面部肌肉不自主抽动，情绪紧张或社交活动时加重，多数病因是血管压迫面神经而产生的刺激症状。左侧运动区下 1/5、左侧感觉区下 1/5、宁神穴、百会穴，重在安神止痉，从中枢神经方面抑制面神经兴奋性；病灶侧下关穴、听会穴深刺并应用电针慢波，使局部肌肉抽动，如此通过局部肌肉电治疗来放松肌肉，松解面神经受压而减轻或控制面肌痉挛，这是在周围神经层面对面神经兴奋痉挛加以抑制。

第十八节　面瘫

面瘫又叫面神经麻痹，是以口角向一侧歪斜、眼睑闭合不全为主症的病症，大部分由面神经炎导致，是面部神经受到细菌、病毒感染，或者外界寒冷刺激因素诱发所引起的一种病变。西医学中，本病多指周围性面瘫，最常见于贝尔麻痹，也可见 Hunt 综合征。

【临床表现】

任何年龄均可发病，多见于 20 ～ 40 岁，男性多于女性。本病发病急骤，表现为一侧面部肌肉板滞、麻木、瘫痪，额纹消失，眼裂变大，漏睛流泪，鼻唇沟变浅，口角下垂歪向健侧，患侧不能皱眉、蹙额、闭目、露齿、鼓颊。部分患者初起时有耳后疼痛，还可出现患侧舌前 2/3 味觉减退或消失，听觉过敏等症状。

【诊断标准】

1. 发病突然，或有面部受凉、风吹病史。

2. 除部分患者起病后有耳痛、颜面部不适外，多数患者因说话不便或被他人发现患病。

3. 患者鼻唇沟边平坦，口角低，额纹消失，鼓气时露气，齿颊面间常有食物存积。

4. 角膜反射、眼轮匝肌反射、口轮匝肌反射、威吓瞬目反射均减退。

5. 恢复期可见患侧面肌痉挛，咀嚼食物时，伴有病侧流泪。

6. 损害在茎乳孔以上影响鼓索支时，则有舌前 2/3 味觉障碍；损害在镫骨肌深处，可有听觉障碍；损害在膝状神经节，可有乳突部疼痛，外耳道及耳郭之感觉障碍或出现疱疹样损害；损害在膝状神经节以上，可有眼液、唾液减少。

【鉴别诊断】

需注意与以下疾病鉴别：

1. **吉兰-巴雷综合征**　为双侧周围性面瘫，伴对称性四肢迟缓性瘫和感觉障碍，脑脊液检查有特征性的蛋白-细胞分离。

2. **耳源性面神经麻痹**　中耳炎、迷路炎、乳突炎常并发耳源性面神经麻痹，也可见于腮腺炎、肿瘤和化脓性下颌淋巴结炎等，常有明确的原发病史及特殊症状。

3. **后颅窝肿瘤或脑膜炎**　周围性面瘫起病缓慢，常伴有其他脑神经受损症状及各种原发病的特殊表现。

4. **神经莱姆病**　为单侧或双侧面神经麻痹，常伴发热、皮肤游走性红斑，常可累及其他脑神经。

【治疗】

1. **针刺治疗**　按发病时间一共分为三期：

一期（急性期）：发病三周内。选择穴区：百会穴，应用经颅重复针刺刺激手法补其正气；体针配合面瘫侧风池穴、大椎穴、完骨穴、颊车穴、下关穴、攒竹穴、阳白穴、四白穴、迎香穴、地仓穴、太阳穴，手法以得气为度。

二期（恢复期）：三周至一个月。选择穴区：百会穴、病灶对侧运动区下 1/5（即皮质脑干束起点、面神经投射区），应用经颅重复针刺刺激手法；配合面瘫侧面部常规取穴：完骨（或翳风穴）、颊车（或听会穴）、下关穴、攒竹穴、四白穴、太阳穴、阳白穴、迎香穴、地仓穴、大迎穴，均配合选合谷穴（病变对侧），手法以得气为度。

三期（后遗症期）：一个月以上，甚至多年不愈者。选择穴区：百会穴、病灶对侧运动区和感觉区下 1/5（即面神经运动、感觉投射区），应用经颅重复针刺刺激手法。如额肌瘫痪可加病灶侧运动区下 1/5（激发其代偿功能）。体针配合双侧足三里、关元、双侧太冲、双侧合谷穴，用补法，以激发正气。

2．药物治疗

（1）皮质类固醇：急性期尽早使用皮质类固醇。常选用泼尼松 30～60mg/d，每日一次顿服，连用 5 天，之后于 7 天内逐渐停用。

（2）B 族维生素：维生素 B_1 100mg，维生素 B_{12} 500μg，肌内注射，每日 1 次，促进神经髓鞘恢复。

（3）阿昔洛韦：急性期患者可依据病情联合使用糖皮质激素和抗病毒药物，如 Hunt 综合征患者可口服阿昔洛韦 0.2～0.4g，每日 3～5 次，连服 7～10 日。

3．理疗　急性期可在茎乳口附近行超短波透热疗法、红外线照射或局部热敷等，有利于改善局部血液循环，减轻神经水肿。

4．护眼　患者由于长期不能闭眼瞬目使角膜暴露和干燥，易致感染，可戴眼罩防护，或用左氧氟沙星眼药水等预防感染，保护角膜。

5．康复治疗　恢复期可行碘离子透入疗法、面部运动疗法等。

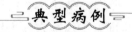

关某，女，33 岁，职员，齐齐哈尔市人，初诊时间：2020 年 6 月 26 日。

主诉：右侧面瘫伴眨眼时口角联动 4 年。

简要病史：患者 4 年前患面神经炎（右侧），经他处治疗后未能痊愈，仍遗留右侧不能蹙额。并逐渐开始出现眨眼同时右侧口角向上抽动的联带运动。患者自述因病情严重影响美观及生活，心情抑郁，一度有轻生想法。经人介绍来我处就诊。现患者右侧额纹消失，下面部活动尚可；眨眼，右侧口角有联带运动。

体格检查：意识清楚，表情焦虑，言语对答切题，定向正常，双眼运动正常，瞳孔等大同圆，光反射灵敏，面部不对称，右侧额纹消失，右侧眼裂变小，右侧睫毛征（＋），右侧鼻唇沟变浅，右侧口角在眨眼时出现向上抽动，右侧面颊鼓腮不充分，示齿右侧不全，张口对称，伸舌居中。四肢、脊柱查体未见异常体征。痛觉对称存在。

诊断：面瘫（后遗症期）。

治疗方案：针刺治疗。

穴位处方：经颅针刺激（百会穴、宁神穴、右侧运动区下 1/5、左侧运动区下 1/5、左侧感觉区下 1/5），体针（左侧下关、左侧迎香）。

操作：头部穴区应用经颅重复针刺刺激手法，余穴位常规针刺，得气为度，配合电针。使用电针仪，双侧运动区、百会－感觉区、双侧宁神穴、迎香－下关分别连接一组电针，使用连续波，频率 20Hz，时间 20 分钟；电针结束后，继续留针 20 分钟，起针结束治疗。每日 1 次，每次 40 分钟。

治疗结果：

第 1 次治疗后，患者右侧额纹基本恢复至正常程度，次日又稍差。

第 2 次治疗后，右侧额纹又有少许恢复，状态不如第 1 次治疗后，口角联带运动减少。

第 5 次治疗后，患者右侧额纹恢复至正常，双侧对称，口角联带运动明显减少。

第 7 次治疗后，患者额纹恢复至正常，双侧对称，仅存口角少许联带运动。

患者满意离去，心情大好。

疗效评价：显效。

按语：应用经颅重复针刺刺激疗法治疗面神经麻痹，常需结合体针取穴，如面部活动明显改善者，一般情况下 1 个月左右即可治愈，所以本法具有一定的判断预后作用。对于面瘫后遗症期，要注重运动区下段（面运动区）的手法刺激，面部取穴往往采取缪刺的方法，取健侧迎香穴和下关穴。

第十九节　坐骨神经痛

坐骨神经痛是指沿坐骨神经通路及其分支区内的疼痛综合征，是极为常见的周围神经病。坐骨神经由腰 4～骶 3 神经根组成。根据发病原因分为原发性和继发性坐骨神经痛。原发性坐骨神经痛与感染、受寒、损伤等有关；继发性坐骨神经痛为神经通路的邻近组织病变产生机械性压迫或粘连所引起，如脊髓蛛网膜病变、腰及臀部肌肉筋膜病变等。按其受损部位，分为根性坐骨神经痛和干性坐骨神经痛。

【临床表现】

青壮年多见，单侧居多。疼痛主要沿坐骨神经路径由腰部、臀部向股后、小腿后外侧和足外侧放射。疼痛常为持续性钝痛，阵发性加剧，也可为电击、刀割或烧灼样疼痛，行走和牵拉坐骨神经时疼痛明显。根性痛在咳嗽、喷嚏、用力时加剧。为减轻活动时诱发的疼痛或疼痛加剧，患者常将患肢微屈并卧向健侧，仰卧起立时先患侧膝关节弯曲，坐下时健侧臀部先着力，直立时脊柱向患侧侧凸等。

【诊断】

本病多为一侧腰部、臀部、大腿后侧、小腿后外侧及足部发生烧灼样或针刺样阵发性或持续性疼痛。沿坐骨神经通路上有压痛点，直腿抬高试验阳性，跟腱反射减弱。原发性坐骨神经痛发病突然，无腰部外伤史，无明显腰背痛，感觉障碍不显著；继发性坐骨神经痛，有原发病可查，常伴腰背痛、咳嗽、喷嚏、排便可使疼痛加重。腰椎旁压痛及叩击痛，腰部活动受限，下肢有放射痛，感觉障碍明显，肌萎缩明显。

【鉴别诊断】

1．**急性腰肌扭伤**　有外伤史，腰部局部疼痛明显，无放射痛，压痛点在腰部两侧。

2．**腰肌劳损、臀部纤维组织炎、髋关节炎**　也有下背部、臀部及下肢疼痛，但疼痛、压痛局限不扩散，无感觉障碍、肌力减退等，踝反射一般正常。可行 X 线片或 CT、MRI 检查鉴别。

【治疗】

1．**针刺治疗**　选择病变对侧足运感区、宁神穴，应用经颅重复针刺刺激手法；配合病变侧的攒竹穴（足太阳膀胱经）、瞳子髎穴（足少阳胆经）。

2．**病因治疗**　不同病因采取不同治疗方案，如腰椎间盘突出者急性期睡硬板床，休息 1～2 周大多症状稳定。

3．**药物治疗**　疼痛明显可用止痛剂如吲哚美辛、布洛芬、卡马西平等。肌肉痉挛可用地西泮 5～10mg 口服，每日 3 次。也可加用神经营养剂，如维生素 B_1，每次 100mg，每日 1 次，肌内注射。

4．**封闭疗法**　可用 1%～2% 普鲁卡因或加泼尼松龙各 1ml 椎旁封闭。

5．**物理疗法**　急性期可选用超短波、红外线照射，疼痛减轻后可用碘离子透入及热疗等。

6．**手术治疗**　疗效不佳或慢性复发病例可考虑手术治疗。

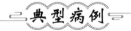
典型病例

李某，男，46 岁。2006 年 10 月 5 日初诊。

主诉：左下肢疼痛、乏力 2 月余。

简要病史：患者 2 个月前自觉游泳着凉后出现左腿疼痛，未经治疗，无下肢萎缩、无尿便困难、无发热咳嗽等情况，逐渐出现左下肢沉重、无力，弯腰活动受限，否认其他病史，未行相关影像学检查。

体格检查：意识清楚，言语流利，形体适中，扶墙缓慢步入病房，查体合作。脑神经检查未见异常。上肢肌力、肌张力、反射正常。腰椎生理弯曲变直，第3、第4腰椎椎体左侧压痛（++），左侧腰椎竖脊肌紧张，左侧臀大肌深部压痛（+），左侧大腿后侧正中、腘窝、腓肠肌肌腹、外踝后可触及压痛点。挺腹试验（+）、左侧直腿抬高试验40°时（+），Slump试验（+）。腰椎活动度：前屈60°，后伸20°，余正常。左下肢肌力5-级。左侧膝腱反射、跟腱反射均减弱。左下肢针刺觉减退。JOA腰腿痛评分：18分。病理征（-）。

诊断：坐骨神经痛。

治疗方案：针刺治疗＋周围神经营养治疗。

穴位处方：经颅针刺激（右侧足运感区），体针（左侧攒竹、左侧瞳子髎）。

操作：足运感区应用经颅重复针刺刺激手法；攒竹、瞳子髎常规针刺，以得气为度。所有穴位针刺、行针手法结束后，嘱患者短时间轻度运动，如下地步行、辅助深蹲、腰部环转运动等，观察疼痛及运动角度的改善情况，可称其为"针刺运动法"。足运感区留针8小时，其余腧穴留针40分钟，每日1次，每周5次，连续2周为1疗程。

治疗结果：

第1次治疗，患者在进行针刺后运动时，自述疼痛减轻一半，腰椎活动度也有改善，能自行提鞋。起针后疗效依旧。

治疗3周后，症状明显改善，基本恢复正常，针刺治疗结束，嘱患者继续按照说明书口服甲钴胺片2周，同时进行腰腹肌肉稳定性训练，以防复发。

按语：我们在治疗坐骨神经痛时，常根据经络理论"病在下者取之上"原则，配合病变侧的攒竹穴（足太阳膀胱经）、瞳子髎穴（足少阳胆经），这是典型的循经远取治疗痛症思路。结合经颅重复针刺刺激疗法，临床效果突出。

患者几乎都是在第一次治疗过程中就明显感觉疼痛减轻，下肢活动受限大大改善，经过数次治疗后大多能够痊愈。

第二十节 失眠症

失眠症是以频繁而持续的入睡困难和／或睡眠维持困难并导致睡眠感不满意为特征的睡眠障碍。失眠症可孤立存在或者与精神障碍、躯体疾病或物质滥用共病，可伴随多种觉醒时功能损害。根据《睡眠障碍国际分类（第3版）》（ICSD-3），失眠症可分为慢性失眠症、短期失眠症及其他类型的失眠症。失眠是常见的睡眠问题，在成人中符合失眠症诊断标准者在10%～15%，且呈慢性化病程，近半数严重失眠可持续10年以上。失眠严重损害患者的身心健康，影响患者的生活质量，甚至诱发交通事故等意外而危及个人及公共安全，对个体和社会都构成严重的负担。

【临床表现】

1. **睡眠过程的障碍** 入睡困难、睡眠质量下降和睡眠时间减少。

2. **日间认知功能障碍** 记忆功能下降、注意功能下降、计划功能下降从而导致白天困倦，工作能力下降，在停止工作时容易出现日间嗜睡现象。

3. **大脑边缘系统及其周围的自主神经功能紊乱** 心血管系统表现为胸闷、心悸、血压不稳定，周围血管收缩扩展障碍；消化系统表现为便秘或腹泻、胃部闷胀；运动系统表现为颈肩部肌肉紧张、头痛和腰痛。情绪控制能力减低，容易生气或者不开心；男性容易出现阳痿，女性常出现性功能减低等表现。

4. **其他系统症状** 容易出现短期内体重减低、免疫功能减低和内分泌功能紊乱。

【诊断标准】

根据 ICSD-3，慢性失眠症诊断标准如下，且标准 1 ～ 6 都必须满足：

1. 患者报告，或患者父母或照顾者观察到患者存在下列 1 条或以上：①入睡困难；②睡眠维持困难；③比期望的起床时间醒来早；④在适当的时间点不肯上床睡觉；⑤没有父母或照顾者干预难以入睡。

2. 患者报告，或患者父母或照顾者观察到患者存在下列与夜间睡眠困难相关的 1 条或以上：①疲劳或萎靡不振；②注意力、专注力或记忆力下降；③社交、家庭、职业或学业等功能损害；④情绪不稳或易激惹；⑤日间瞌睡；⑥行为问题（比如活动过度、冲动或攻击性）；⑦动力、精力或工作主动性下降；⑧易犯错或易出事故；⑨对自己的睡眠质量非常关切或不满意。

3. 这些睡眠／觉醒主诉不能完全由不合适的睡眠机会（如充足的睡眠时间）或环境（如黑暗、安静、安全、舒适的环境）解释。

4. 这些睡眠困难和相关的日间症状至少每周出现 3 次。

5. 这些睡眠困难和相关的日间症状持续至少 3 个月。

6. 这些睡眠困难和相关的日间症状不能被其他的睡眠障碍更好地解释。

短期失眠症的诊断标准与慢性失眠症类似，但病程少于 3 个月，且没有频率的要求。

【鉴别诊断】

1. **睡眠障碍**　除失眠外的其他睡眠障碍，如睡眠呼吸障碍、不宁腿综合征、周期性肢体运动障碍等均可出现失眠症状，同时也应注意是否存在主观性失眠、短睡眠、睡眠不足的可能。

2. **精神障碍**　失眠常与抑郁症、焦虑症、双相情感障碍等多种精神障碍共病，尤其是慢性失眠患者的共病情况更多，应进行系统的精神科检查和神经心理学测验。

3. **躯体疾病**　几乎各系统疾病均可以引起失眠，故详细的病史询问、体格检查和相关实验室检查是必要的。

4．精神活性物质和药物使用　抗抑郁药、中枢兴奋药、心血管病药、麻醉性镇痛药、平喘药，以及酒精和烟草等物质均可诱发失眠。

【治疗】

1．针刺治疗　选择情感区、百会穴、左右神聪穴；体针可配合双侧安眠穴、双侧神门穴。

2．综合治疗　失眠症的治疗主要包括非药物治疗和药物治疗。

（1）睡眠卫生教育和心理行为治疗：首先让患者了解一些睡眠卫生知识，消除失眠带来的恐惧，养成良好的睡眠习惯。慢性失眠患者，在应用药物的同时应辅以心理行为治疗，针对失眠的有效心理行为治疗方法主要是认知行为治疗。其他非药物治疗包括饮食疗法、芳香疗法、按摩、顺势疗法等。

（2）药物治疗：由于睡眠药物多数长期服用会有药物依赖及停药反弹，原则上使用最低有效剂量、间断给药（每周 3 ～ 5 次）、短期用药（常规用药不超过 3 ～ 4 周）、减药缓慢和逐渐停药（每天减掉原药的 25%）。目前临床治疗失眠症的药物主要包括苯二氮䓬受体激动剂、褪黑素受体激动剂和具有催眠效果的抗抑郁药物。

——典型病例——

滕某，男，43 岁。2009 年 11 月 20 日初诊。

主诉：失眠 5 年，加重半个月。

简要病史：5 年前逐渐出现睡眠质量不好，睡眠时不能有声音，有声即醒，醒后不能再入眠，如果情绪不好或紧张时则睡眠质量更差，未曾服用药物治疗。近半个月，由于情绪因素导致睡眠减少，每晚入睡困难，入睡前必须饮用啤酒方能入眠，醒后则不能再次入睡。

体格检查：意识清楚，言语流利，对答切题，反应尚可，神经科查体（－），四肢脊柱查体（－），生理反射存在，病理反射未引出，眼心反射正常范围内，主观乏力，精力减退。匹兹堡睡眠质量指数量表：16 分（睡眠质量差）；焦虑自评量表（SAS）：轻度。

诊断：单纯性失眠症。

治疗方案：针刺治疗＋睡眠指导。

穴位处方：经颅针刺激（百会、情感区、四神聪），体针（安眠、内关、神门、三阴交、照海、太溪），腹针（腹一区、腹二区）。

操作：患者仰卧位，局部皮肤常规消毒，头部穴区应用经颅重复针刺刺激手法；腹一区针刺时，针尖与皮肤表面呈15°平刺入腧穴，切勿伤及内脏，得气为度；腹二区针刺时，针尖向外以15°斜刺入皮下1.0～1.5寸；其余腧穴常规针刺，施以平补平泻手法。诸穴得气后，连接电针仪，连续波刺激20分钟。每日1次，每次40分钟。

治疗结果：针灸12次痊愈。

按语：失眠是临床较为常见的疾病。重者整夜不眠，严重影响患者的身心健康。本节特指单纯睡眠障碍，而非由于其他疾病导致的继发性睡眠障碍。经颅重复针刺刺激疗法联合电针，能够较快地改善患者睡眠质量差、睡眠时间短、入睡困难等症状。其中，经颅重复针刺刺激疗法可调节大脑皮质的兴奋性，降低部分负责觉醒的脑区激活状态，使大脑易于进入睡眠模式；低频电针模拟睡眠时大脑的脑电波频率，诱导大脑的电活动向睡眠模式调控，疗效显著。

第二十一节　颅脑损伤

颅脑损伤是一种常见外伤，有着很高的致残率和致死率，近年来其发病率呈现逐年升高的特点。本病病因主要是由于患者的头部受到直接或间接暴力的作用，使颅骨、脑膜、脑血管、脑组织发生机械形变性损伤所致。脑组织可发生缺血、缺氧，并因营养供给明显不足导致脑神经细胞功能出现不同程度的损伤。

【临床表现】

1．意识障碍 绝大多数患者伤后即出现意识丧失，时间长短不一。意识障碍由轻到重表现为嗜睡、蒙眬、浅昏迷、昏迷和深昏迷。

2．头痛、呕吐 伤后常见症状，如果不断加剧应警惕颅内血肿。

3．瞳孔异常 如果伤后一侧瞳孔立即散大，光反应消失，患者意识清醒，一般为动眼神经直接原发损伤；若双侧瞳孔大小不等且多变，表示中脑受损；若双侧瞳孔极度缩小，光反应消失，一般为脑桥损伤；如果一侧瞳孔先缩小，继而散大，光反应差，患者意识障碍加重，为典型的小脑幕裂孔疝表现；若双侧瞳孔散大固定，光反应消失，多为濒危状态。

4．生命体征 伤后可出现呼吸、脉搏浅弱，节律紊乱，血压下降，一般经数分钟及十多分钟后逐渐恢复正常。如果生命体征紊乱时间延长，且无恢复迹象，表明脑干损伤严重；如果伤后生命体征已恢复正常，随后逐渐出现血压升高、呼吸和脉搏变慢，常暗示颅内有继发血肿。

【诊断标准】

1．意识状态、生命体征、眼部征象、运动障碍、感觉障碍、小脑体征、头部检查、脑脊液漏合并损伤。另外要考虑影响判断的因素，如酒后受伤、服用镇静药物、强力脱水后休克等。

2．颅脑损伤早期诊断除了根据患者的致伤机制和临床征象外，还要选择快速准确的检查方法，首选 CT 扫描。CT 检查可以快速如实反映损伤范围及病理，还可以动态观察病变的发展与转归。

（1）头皮血肿：头皮软组织损伤最主要的表现是帽状腱膜下血肿，呈高密度影，常伴凹陷骨折、急性硬膜下血肿和脑实质损伤。

（2）颅骨骨折：CT 能迅速诊断线性骨折或凹陷骨折，伴有硬膜外血肿或脑实质损伤。CT 骨窗像对于颅底骨折诊断价值更大，可以了解视神经管、眼眶及鼻窦的骨折情况。

（3）脑挫裂伤：常见的脑挫裂伤区多在额、颞前份，易伴有脑内血肿、蛛网膜下腔出血等表现，呈混杂密度改变，较大的挫裂伤灶周围有明显的水肿反应，并可见脑室、脑池移位变窄等占位效应。

（4）颅内血肿：①急性硬膜外血肿典型表现为颅骨内板与脑表面有一双凸透镜形密度增高影。②急性硬膜下血肿表现为在脑表面呈新月形或半月形高密度区。慢性硬膜下血肿在颅骨内板下可见一新月形、半月形混杂密度或等密度影，中线移位，脑室受压。③脑内血肿表现为在脑挫裂伤附近或深部白质内可见圆形或不规则高密度或混杂密度血肿影。

【治疗】

1. 针刺治疗　按照颅脑损伤后障碍表现进行穴区选择。

认知功能障碍：选择认知情感区。

尿便行为异常：选择认知情感区、足运感区。

偏瘫：选择运动区。如一侧瘫痪，选择病灶侧运动区；如开颅手术，病灶侧无法针刺，可选择健侧大脑运动区，激发并启动皮质脊髓前束代偿功能。

偏身感觉障碍：选择病灶侧的感觉区。

2. 绝大多数轻、中型及重型颅脑损伤患者以非手术治疗为主。主要包括颅内压监护、亚低温治疗、脱水治疗、营养支持疗法、呼吸道处理、脑血管痉挛防治、常见并发症的治疗、水电解质与酸碱平衡紊乱处理、抗菌药物治疗、脑神经保护药物等。

3. 开放性颅脑损伤、闭合性颅脑损伤伴颅内血肿可采用手术治疗，主要手术方式有大骨瓣减压术、开颅血肿清除术、清创术、凹陷性骨折整复术和颅骨缺损修补术。

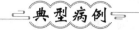

典型病例

付某，男，74 岁，退休工人，哈尔滨市人，初诊时间：2019 年 2 月 12 日。

主诉： 头颅外伤后右侧偏瘫伴认知障碍 4 个月。

简要病史： 患者于 2018 年 10 月在车祸中受伤，送往哈尔滨某医院抢救后，出现不能行走，伴精神障碍，遂往某中医院住院康复治疗。为求进一步针灸治疗来我处。现患者不能自主站立，不配合行动，认知障碍，不认识家人，二便失禁，睡眠饮食尚可。

体格检查：自带颅脑 CT 示双侧额叶大面积软化灶形成，脑室增大，脑积水，颅骨骨折。

辅助检查：意识清楚，混合性失语，反应迟钝，定向力下降，MMSE 评价不能配合检查。双眼眼球运动可，双侧瞳孔等大同圆，光反射存在，右侧鼻唇沟浅，伸舌偏右，咽反射存在，右侧肢体关节活动大致正常，右侧肢体肌力：右侧肩外展、内收、前屈肌力 2 级，屈肘肌力 2 级，伸肘 1+级，腕背屈肌力 1 级，四指伸、屈肌力 1 级，右侧屈髋、伸髋、髋外展及内收肌力 4 级，伸膝肌力 4 级，屈膝肌力 3− 级，踝关节背伸肌力 1 级、跖屈 3 级。右侧肢体肌张力略增高。右侧肢体腱反射活跃，右侧偏身浅感觉减退，Brunnstrom 分期：右上肢 Ⅱ 期，右手 Ⅰ 期，右下肢 Ⅳ 期，右侧 Babinski 征（＋）。坐位平衡 3 级，立位平衡 2 级。日常生活活动评分：Barthel 指数 35 分。

诊断：脑损伤（运动功能障碍，认知障碍，日常生活能力不足）、颅骨骨折。

治疗方案：针刺治疗＋营养脑神经治疗。

穴位处方：经颅针刺激（双侧运动区、双侧足运感区、情感区），体针（头面项部：迎香、下关、四白、禾髎均为偏瘫侧，廉泉、承浆，双侧风池；右侧肢体：肩髃、肩髎、曲池、手三里、外关、合谷、髀关、血海、犊鼻、足三里、阳陵泉、阴陵泉、悬钟、行间）。

操作：头部穴区应用经颅重复针刺刺激手法，风池穴向对侧透刺，余穴常规针刺，得气为度。病灶侧运动区－情感区、双侧风池、肩髃－肩髎、曲池－外关、髀关－血海、阳陵泉－悬钟分别连接电针治疗仪，连续波刺激 20 分钟，结束后继续留针 20 分钟。每日 1 次治疗，每周 5 次，2 周为一疗程。

治疗结果：

第 1 次治疗后，患者可自行站立，并能在他人搀扶下行走。

第 10 次治疗后，患者认知障碍好转，能知道家属名字及关系，二便偶尔告诉家人。

第 30 次治疗后，患者可识字，知道家属名字及关系，偶尔可进行对话，无计算能力。

第 3 个月治疗后，患者认知功能逐渐改善，二便偶尔知道，可告知家属，可进行更多交流，一人即可带领其出门遛弯。

患者共治疗 8 个月，每周 5 次，离去时，患者认知功能得到极大改善，二便时，10 次可告知家属 9 次，可读书、看电视，能够自主开门、关门，并能拖地，可执行日常行为，知道和人聊天、打招呼，并能上下楼梯，但仍无计算能力。

疗效评价：显效。

按语：颅脑损伤有别于脑出血、脑梗死，作为一种复合型创伤，其损伤区域大、损伤层次多、损害类型复杂，导致症状千变万化，并发症较多。患者可能会出现包括记忆、思维、注意力等方面的认知障碍，强哭强笑等情感障碍，偏瘫等运动障碍，肢体麻木等感觉障碍，以及尿便、吞咽障碍等。且恢复过程也往往不按照经典的 Brunnstrom 6 期发展，出现一种无规律的恢复过程。应用经颅重复针刺激刺激疗法对脑损伤进行康复，可以利用本法取穴灵活多变、功能兴奋与抑制的双向调节作用，根据患者的特殊情况做针对性治疗。

第二十二节　缺氧缺血性脑病

缺氧缺血性脑病（HIE）是各种原因引起的脑组织缺血缺氧导致的脑部病变，最常见的是新生儿缺氧缺血性脑病，但也可发生在其他年龄阶段。而非新生儿期的缺氧缺血性脑病见于各种原因引起的严重脑组织缺血缺氧，常见于呼吸、心跳骤停，也可见于休克、一氧化碳中毒、癫痫持续状态、重症肌无力等。

【临床表现】

1．缺氧史　成人 HIE 主要有明确的脑组织缺血缺氧史，如呼吸、心跳骤停等。新生儿 HIE 临床主要有导致胎儿宫内缺血缺氧的异常产科病史，如脐带绕颈、绕身、前置胎盘或胎盘早剥，母亲有严重的妊娠高血压综合征及产程延长等。

2．症状　成年 HIE 在明确的脑组织缺氧史后可出现意识障碍、精神障碍、癫痫发作等。重症病例可出现脑干受损症状，表现呼吸节律不齐、呼吸减慢、呼吸暂停等中枢性呼吸衰竭症状，瞳孔缩小或扩大，对光反应迟钝甚至消失，部分患者可出现眼球震颤。

【诊断标准】

1．儿童

（1）有明确的可导致胎儿宫内缺血缺氧的异常产科病史。

（2）有严重的宫内窘迫，如胎动明显减少、胎心减慢（＜120 次 /min）、粪污染羊水呈Ⅲ°混浊。

（3）初生时有重度窒息。

（4）病情较重时可有惊厥或频繁发作惊厥，因脑水肿出现囟门张力增高。

2．成人

（1）有明显的呼吸衰竭疾病，出现缺氧及二氧化碳潴留。

（2）具有意识障碍，精神神经症状或体征，且排除其他原因引起。

（3）血气分析：$PaO_2 < 8kPa$（60mmHg）、$PaCO_2 > 6.67kPa$（50mmHg），并可伴有 pH 值异常和电解质紊乱。

【鉴别标准】

1．低钠血症　多见于老年肺心病患者，可出现神经精神症状。但肺心病并发低钠血症者血清钠常明显降低，补充钠盐后症状可迅速改善，且血氧分压无明显降低，发绀也不显著。

2．药物反应　肺心病患者应用激素、氯霉素、尼可刹米和阿托品药物时，由于患者敏感或剂量较大，常可引起神经精神症状，但在停药后神经精神症状可逐渐消失，血气分析无明显缺氧表现。

3．老年性精神障碍　由脑萎缩、血管性痴呆、慢性酒精中毒等所致精神障碍的患者伴有呼吸衰竭时，应分清神经精神障碍的原因。

4．其他疾病　如脑血管意外、一氧化碳中毒、肝性脑病以及尿毒症和低血糖等亦应注意鉴别。

【治疗】

1．**针刺治疗**　按照临床表现进行选区治疗。

运动障碍：选双侧运动区。

尿失禁：选足运感区。

认知障碍：选情感区。

尿便行为异常：选足运感区、情感区。

2．**综合治疗**

（1）去除诱因。

（2）处理呼吸衰竭。

（3）纠正电解质紊乱与酸碱平衡失调。

（4）防治脑水肿，促进脑细胞功能恢复。

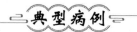

典型病例

常某，女，39岁，职员，哈尔滨市人，初诊时间：2019年8月26日。

主诉：缺氧昏迷后健忘、反应迟钝1年。

简要病史：患者1年前参加援藏工作，其间因缺氧昏迷30余小时，经抢救后苏醒，继而出现尿失禁，头痛，反应迟钝，健忘、头晕、恶心。曾于哈尔滨某医院就诊，诊断为"缺氧缺血性脑病、脱髓鞘改变"，经系统治疗后，症状稍有好转，现给予醋酸泼尼松、银杏叶提取物注射液、维生素 B_1、维生素 B_6、丁苯酞软胶囊、甲钴胺片口服。为求进一步中医治疗来我处。

现患者站立不稳，尿失禁，头痛，头晕，恶心，健忘，睡眠差，梦多易醒，大便干燥，饮食尚可。

辅助检查：头部 MRI 示广泛脱髓鞘改变。

诊断：缺氧缺血性脑病。

治疗方案：针刺治疗 + 营养神经治疗。

穴位处方：经颅针刺激（双侧足运感区、双侧运动区、情感区、双侧晕听区），体针（头项部：大椎、双侧风池、双侧太阳；肢体：神门、间使、手三里、血海、太冲、照海、三阴交，均双侧）。

操作：头部穴区应用经颅重复针刺刺激手法；其余穴位常规针刺，得气为度。行针后，双侧足运感区、双侧运动区，情感区两侧分别连接一组电针，使用电针治疗仪，设置连续波，强度 1～2，刺激 20 分钟，结束后继续留针 20 分钟。每日 1 次，每周 5 次，2 周为一疗程。

治疗结果：

第 1 次治疗后，患者自述已无尿失禁、无头痛；站立、行走平稳，头晕好转。

第 3 次治疗后，患者自述无尿失禁、无头痛；站立、行走平稳，无明显头晕感。

第 7 次治疗后，患者自述无尿失禁、无头痛；站立、行走平稳，稍有头晕（口服激素引起血压升高），记忆力明显改善。

第 20 次治疗后，患者自述已无明显不适，记忆力明显改善，并恢复工作。

疗效评价：痊愈。

按语：本病是由一氧化碳中毒、高原反应等因素所致的脑缺氧缺血性损伤，表现为认知能力障碍、记忆减退、情感淡漠、失眠等精神症状，可伴有小便失禁或尿急等。我们应用经颅重复针刺刺激疗法治疗多例患者，随其功能障碍选取相应穴区，均可获得满意疗效，多数患者已恢复工作，少数重者亦基本达到自理程度。

第二十三节　锥体外系不良反应

锥体外系不良反应（EPS）为使用抗精神病药物后出现的一组不良反应。由药物阻断黑质－纹状体通路多巴胺受体导致，主要表现有静坐不能、急性肌张力障碍、药源性帕金森综合征和迟发性运动障碍。

【临床表现】

EPS 的临床表现主要包括主观感觉和客观表现两个方面。

主观感觉：轻症患者仅诉有一种心神不宁及尤与腿部有关的躯体不安宁感觉，重症患者则诉有一种强迫性运动。患者通常描述为不舒服、烦躁不安、忧虑或内心紧张感，如一些典型的主诉为感到不安宁、不能静坐、神经在跳动、腿总想动等。少见的表现有强烈的恐吓、恐怖、燥热感或精神症状恶化和痛苦性体验，有的患者可表现为激越、冲动性自杀行为。

客观表现：可有各种运动形式，但以腿和脚的不安宁运动最为常见，可以表现为复杂的重复运动，如交叉或不交叉的腿部运动、人体负重从一脚转移到另一脚、脚趾在地面上轻打、躯体持续摇摆、不停地踱步等；亦可见不能静坐、手臂及手的不安宁运动、摩擦地面及扭曲状躯体运动等。

【诊断标准】

美国《精神疾病诊断与统计手册（第 4 版）》（DSM–Ⅳ）有关 EPS 的诊断标准为：

1. 在应用抗精神病药后主诉坐立不安。

2. 至少可观察到下列 4 项中的 1 项：不安宁运动或腿部摇摆；在站立时，身体负重从一脚转移到另一脚；踱来踱去以缓解坐立不安；不能坐着或站着不动。

3. 在开始用抗精神病药或增加剂量 4 周内（或减少用于治疗锥体外系症状的药物后）发生。

4. 症状不能用某一精神障碍来解释。

5. 症状不是由于躯体疾病或其他非抗精神病药所引起。

【鉴别诊断】

1. 不宁腿综合征　该综合征通常与服用抗精神病药无关，多数症状只限于腿，可伴有针刺、蚁走感、冷感或热感，常伴有睡眠中周期性肢体动作，夜间症状加重或消除。

2. 焦虑障碍或与精神病有关的激越　静坐不能往往同时伴有情绪异常，如惊恐不安、烦躁等，应与焦虑症、重性抑郁或与精神病有关的激越相鉴别。静坐不能的一些特征性症状，如腿的不安宁、不能静坐、站立时双腿交替运动等可资鉴别。另外，静坐不能的主观和客观检查所见的不安宁具有"非自愿性"也有助于鉴别。与精神病有关的激越随着抗精神病药的增量而缓解；而静坐不能随着抗精神病药的增量而恶化。

3. 脑器质性疾病　许多脑器质性疾病，如累及下丘脑和基底神经节的昏睡性脑炎、帕金森病、脑外伤、脑脓肿等，可出现静坐不能的症状，但还伴有相应的神经系统阳性体征。

【治疗】

1. 针刺治疗　按应用药物后症状分类：

（1）静坐不能：选择百会穴、情感区；配合双侧安眠穴、神门穴、内关穴。

（2）抗精神病药物（氯氮平等）致尿潴留：选择双足运感区、情感区；配合三阴交穴。

2. 药物治疗

（1）减药或换药：急性静坐不能的发生与药物剂量有关，传统的治疗为减少抗精神病药剂量，或停用致病药物，或换用低效价的抗精神病药。

（2）药物治疗：肾上腺素能药物、抗胆碱能药物、苯二氮䓬类药物等。

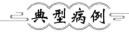

典型病例

张某，男，34岁。2004年8月9日初诊。

主诉：不能安静坐立及平卧2周，加重5日。

简要病史：该患者 2 个月前因工作压力大，出现狂躁、易怒等症状，遂到某医院精神病专科就诊，诊断为躁狂症，给予氟哌啶醇 2mg，每日 3 次，口服，疗效不明显，后加至 4mg，症状得以缓解，自行全面停药。2 周前忽然出现不能安静坐立及平卧、心悸怔忡、心烦不宁、失眠健忘、盗汗口干等症状，口服普萘洛尔、三唑仑等药物治疗后，症状未见好转。5 日前症状加重，整夜不眠。

体格检查：意识清楚，面容疲惫，情绪焦虑，言语交流正常，两目呆滞，眼球运动正常，光反射正常，眼震（－），双手静止性震颤，震颤等级：2 级，慌张步态，四肢肌张力增高，感觉系统正常，病理反射未引出。闭目难立征（＋）。

诊断：锥体外系不良反应。

治疗方案：针刺治疗＋原治疗药物逐渐减量。

穴位处方：经颅针刺激（百会、情感区），腹针（腹一区），体针（安眠、神门、内关、三阴交、照海、太冲）。

操作：患者取仰卧位，局部皮肤常规消毒，头部穴区应用经颅重复针刺刺激手法；腹一区针刺时要求与皮肤表面呈 15° 平刺入腧穴，切勿伤及内脏，手法以小幅度捻转为主，不提插，得气为度；其余穴位常规针刺。诸穴得气后使用电针治疗仪，连续波刺激，强度以患者耐受为度，每日 1 次，2 周为 1 个疗程。嘱百会、情感区长时间留针，达 8 小时以上，晚上睡觉前起针。

治疗结果：

第 1 次针刺治疗时，留针 3 分钟后患者要求起针并强行坐起。

针灸 2 周后症状明显缓解。

疗效评价：显效。

按语：药物副作用导致脑功能区出现病损，在临床上即表现出相应的功能障碍，可以为精神心理障碍，也可为尿便障碍，等等。所以在针刺时，治疗选穴也不是一成不变的，应根据患者不同的临床表现，准确定位病损部位，按照大脑功能定位与头皮表面对应关系选择相应的头部穴区进行治疗。

这种针对病机治疗的思路与张仲景辨证论治的原则是一致的，即所谓"知犯何逆，随证治之"，这里的"证"指的是病机。

第二十四节　乳腺癌术后放化疗致周围神经病

乳腺癌是女性最常见的恶性肿瘤之一，我国乳腺癌的发病率及死亡率均呈上升趋势，给患者身心带来极大伤害。目前，根治性手术是治疗乳腺癌的首选方案，而术后积极的放化疗是预防肿瘤复发和转移的重要途径，然而放化疗存在心脏、神经毒性和骨髓抑制作用，易导致患者免疫功能紊乱，影响预后。

【临床表现】

1．**上肢水肿**　主要由腋窝淋巴结清扫、局部组织切口造成淋巴回流及血液循环障碍所致。另外，手术创伤和术后瘢痕造成腋静脉狭窄，使上肢静脉回流障碍，成为上肢水肿发生和发展的促进因素。

2．**骨髓抑制**　是化疗药物普遍存在的不良反应。临床上骨髓抑制反应的患者常出现精神萎靡、头晕乏力、面色少华、四肢酸软、舌淡苔白、脉沉细无力等气血亏虚的症状。

3．**消化道反应**　是乳腺癌放疗后的常见副作用，如恶心、呕吐、食欲不振等。

4．**化疗相关性味觉改变**　包括味觉丧失、味觉减退、味觉障碍和味幻觉。

5．**脏器功能衰弱**　肝肾功能异常、心肌损害、肺纤维化、末梢神经障碍。

6．**全身反应**　疲乏无力，精神不振，自汗脱发，头晕失眠。

7．**炎症及局部反应**　黏膜炎症、皮肤损害、皮肤角化或色素沉着、指（趾）甲异常。

【**治疗**】

根据放化疗后症状，大致分为以下两型：

1. 嗅觉、味觉丧失 选择百会穴、双侧通天穴、宁神穴；配合双侧风池穴、双侧迎香穴、双侧合谷穴。

2. 四肢麻木、疼痛，夜间加重并影响睡眠 选择双侧足运感区、情感区。

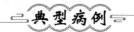
典型病例

陈某，女，36岁，2006年5月10日初诊。

主诉：双下肢活动不利1周。

简要病史：患者乳腺癌术后3个月，化疗、放疗还没结束，出现四肢麻木、疼痛的症状，以双下肢为重，夜间加重并影响睡眠，走路无力。在某医院诊断为周围神经病，给予甲钴胺片等药物无效。考虑可能与化疗药物有关。

体格检查：意识清楚，发音清晰，对答切题，脑神经功能大致正常，可见胸部有弧形术后瘢痕，脊柱检查未见异常，四肢关节活动度正常，上肢肌力、肌张力、腱反射未见异常，下肢肌力5−级，疲劳试验（＋），下肢肌张力正常。四肢针刺觉减退，焦虑自评量表（SAS）：中度。

诊断：乳腺癌化疗引起的周围神经病。

治疗方案：针刺治疗＋神经营养药物治疗。

穴位处方：经颅针刺激（双侧足运感区、情感区），体针（阴陵泉、涌泉、公孙）。

操作：患者取坐位，局部皮肤常规消毒，双侧足运感区、情感区沿头皮平刺0.5寸，应用经颅重复针刺刺激手法；其余穴位常规针刺，得气为度。每日1次，每次40分钟，4周为1疗程。

治疗结果：首次治疗后，患者即感觉下肢麻木、疼痛减轻，走路感到灵活有力。1周后病症明显好转。

疗效评价：显效。

　　按语：我们曾应用经颅重复针刺刺激疗法配合常规选穴治疗一例化疗后嗅味觉丧失患者。第一次治疗后，患者即闻到高浓度的酒精味，经过半个多月的治疗味觉已正常，嗅觉灵敏度稍差，但一些刺激性气味也可闻到。对于化疗导致的周围神经损伤，下肢麻木疼痛感也可以通过取足运感区，从中枢的角度加以调节，改善感觉不适等症状。

头皮针刺运动诱发电位的研究

    针刺头部腧穴治疗某些中枢神经系统疾病，取得较好疗效，已被世人所公认。20世纪70年代开始，人们在传统针灸学基础上，借鉴现代解剖学知识，并结合临床实践，又提出了许多新的头部取穴针刺方法，形成了独特的"头针疗法"。大量临床资料表明，以大脑皮质功能定位为理论根据，在大脑皮质相对应的头皮投影区选穴针刺的取穴方法，治疗某些脑源性神经系统疾病，疗效显著，尤其是对一些脑源性运动麻痹的患者，有时可达到立竿见影的奇效，这早已引起国内外学者的极大关注，并从血管弹性、血液流变学、血液成分、脑电及肌电等不同角度进行了多层次、多学科、广泛的研究，取得了一些成果，形成了头针作用原理的多元化学说，但迄今尚不清楚头针作用的本质，以及头穴与脑内结构是否相关，使之成为医学界争议的焦点。近几年来由于神经电生理的迅速发展及其在临床方面的广泛应用，给揭示头针作用的本质带来了希望。最近，我们在电、磁经颅刺激运动诱发电位（MEP）研究启发下，于大脑皮质运动区相对应的头皮投影部位（简称头皮运动区）针刺，进行了头针运动区针刺运动诱发电位的研究，现将研究结果报道如下。

一、检查对象和方法

    1．检查对象　64例正常人，男42例，女22例；年龄15～74岁，平均40.69岁；身高150～183cm，平均166cm。16例脑梗死或脑出血伴运动障碍的中枢神经系统疾患患者，男 12 例，女 4 例；年龄 30 ～ 67 岁，平均 55.56 岁；身高 154 ～ 182cm，平均 168cm。

2．材料　针具：一次性针灸针，直径 0.40mm，体长 40mm。记录电极：一次性表面双电极，间距为 1.5cm。放置部位充分脱脂，借导电膏引导。记录仪器：诱发电位仪。灵敏度：时程 2ms/D，电压 10 ～ 50μV/D，高通 2kHz，低通 20Hz。

3．检查方法　受试者均取坐位于屏蔽室内，在精神安定、肢体肌肉彻底放松，保持不动情况下进行试验研究。

针刺部位：头皮运动区上点——前后正中线中点向后移 0.5cm，下点——眉枕线和鬓角发际前相交处。在上下两点连线上 1/5 与中 2/5 两段针刺，与头皮呈 15° 刺入帽状腱膜下层，捻转时并感针下沉紧为宜，进针深度约 3cm。

针刺手法：快速捻转（约 200 转 /min）+ 提插（约 60 次 /min），连续行针 5 分钟。

记录部位：对侧手拇短展肌。

4．数据处理　MEP 波时限：计 MEP 自偏离基线开始至回到基线为止所经历时间；MEP 波幅：计波顶到波底之峰值；针刺潜伏期：指从行针开始至 MEP 出现所需时间；针后效应：指从停止行针到 MEP 完全消失所延续时间。

二、检查结果和分析

1．检查结果　64 例正常受试者均获得了完好的 MEP 波形，如附图 −1 所示。

2．头皮运动区针刺 MEP 特点

（1）正常 MEP 波形呈双相或单相，个别呈现多相，起始多良好，双相 MEP 其振幅双侧基本对称或上升相稍大于下降相，重复性良好。

（2）刺激性质属于机械刺激，检测时，在不引起肢体及手抽动的情况下，即可检到 MEP。由于刺激量明显小于电、磁刺激量，使检到之 MEP 电

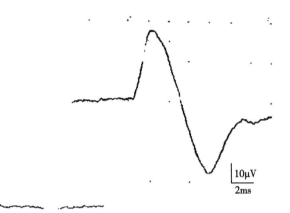

正常人头皮运动区针刺 MEP

测得结果，正常时限8.73±2.11ms，波幅54.11±36.08μV，针刺潜伏期97.79±94.01s，
针后效应113.64±98.76s。

压很小，故检测时需加大记录仪灵敏度，方可检测到。

（3）表现出一定针刺潜伏期。这也恰好体现了 MEP 的检测过程，是一个针刺效应的积累过程，只有当针效积累到一定程度，达到一定刺激量，方可检到 MEP。这也正与临床疗效相符，即针刺后，必须施行手法，一般约行针 3～5 分钟，临床效果最显著。这与经颅电、磁刺激 MEP 有本质区别。

（4）表现出一定针后效应。即 MEP 没有随着行针的停止而立刻消失，而是常常延续一段时间之后再消失。表现为随着时间的推移，波幅逐渐变小，时限逐渐变短，直到消失。这也与经颅电、磁刺激 MEP 有本质区别。其针后效应的机制可能与中枢中间神经元之间的环状联系及体液因素等参与有关。

（5）针刺头皮运动区 MEP 的检测与针刺强度密切相关。我们曾对 15 例受试者做了留针 5 分钟的观察（针刺入穴位不加任何手法），结果均未检测到明显的 MEP 反应，说明针刺强度过小或不施行手法难以检到 MEP 反应，所以检测时，必须达到一定的刺激量，要求手法始终保持恒定一致，一般以约 200 转 /min，连续行针 5 分钟为宜。

（6）与经颅电刺激、经颅磁刺激 MEP 比较，波形、时限基本一致，只是波幅电压很小，呈微伏级。

（7）与电刺激周围神经比较，波形、时限变异相对稍大，波幅电压相对更小，这与刺激部位、质量、作用途径等不同有关。

（8）头皮运动区针刺运动诱发电位检测，存在个体差异。所检 64 例受试者中，男女间无显著性差异（$P > 0.05$）。但研究中发现部分受试者，尤其是老年人较敏感，兴奋性高，表现为针刺刺激阈值降低，针刺潜伏期较短，波幅相对增高，这与文献报道相一致成。另外，我们还对 17 例受试者做了双侧刺激引导，结果左右间未见有显著差异（$P > 0.05$）。

（9）头部存在诱发 MEP 的相对敏感区，表现出刺激部位的相对特异性。我们曾在 13 例受试者头皮运动区前 3cm 的平行线上进行针刺检测，结果也能诱发出 MEP 反应，但较头皮运动区兴奋性低，表现为刺激阈值增大，波幅相对降低，针后效应短。

（10）刺激病变对侧头皮运动区，于其同侧瘫痪手肌检测到 MEP 反应。我们对 16 例经 CT 及有关资料确定为脑梗死或脑出血，并伴一侧上下肢完全或不全瘫的患者，进行了双侧头皮运动区针刺 MEP 的研究观察。结果 10 例刺激病侧半球，对侧手肌 MEP 未检出，而当刺激病变对侧时，有 5 例患者，却在同侧手肌异乎寻常地检出了 MEP 反应，但都较正常人 MEP 的针刺潜伏期长，波幅明显降低，时限短（附图 -2）。这可能是由于一侧半球病变，使该侧交叉的下行运动通路遭受损害，而同侧运动通路被激活"开放"的一种代偿性电生理现象。这与磁刺激所获得结果一致。

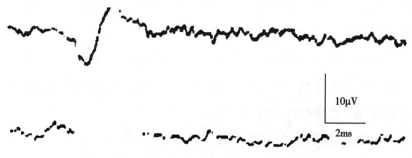

10μV

2ms

附图 -2　脑梗死患者健侧头皮运动区针刺 MEP

三、讨论

运动诱发电位（MEP）是继感觉诱发电位（SEP）后，为进一步检查运动神经系统功能而设计的一项神经生理学检查方法，20 世纪 80 年代初兴起，并不断受到学者们的广泛重视。1980 年 Merton 等学者首先报道用电流刺激获得 MEP，1985 年 Barker 等根据磁流具有穿透高阻抗组织的机制，应用磁性脉冲刺激新技术代替电刺激获得 MEP。而且，只有在经颅电刺激诱发运动电位之后，临床研究工作才进入到运动皮质和其下行传出通道的阶段。为临床神经生理学研究开拓了广泛前景。不过，经颅电刺激必须使用高压电流（750V，15ms，1 200mA），刺激时，受试者伴有明显疼痛，清醒人体往往难以承受。经颅磁刺激，虽然无痛无损伤，能恒定引出，但也有其不足和局限性：①检测时，需精确确定刺激位置与线圈中电流方向；②线圈易于发热，影响刺激频度；③要排除癫痫病史及装有心脏起搏器者，并要确定受试者刺激区无金属物，特别是脑内和眼内；④磁刺激器造价昂贵，不利于普及。在我国，运动诱发电位的临床检测及研究工作刚刚起步，目前仅限于几家医疗机构，而且检索文献，尚未见到有关 MEP 用于针灸作用机制的研究报道。可以说，头皮运动区针刺 MEP 检测，是继经颅电刺激 MEP 和经颅磁刺激 MEP 之后，临床神经生理学检查运动神经系统功能的又一项新技术，它既为研究运动神经系统功能提供了一项更简便、经济、便于推广的新检测手段，又将揭示头针作用机制的研究推向一个新阶段。

头皮运动区针刺与经颅电刺激、磁刺激所检 MEP 的作用机制不同。电刺激和磁刺激，二者的刺激信号均能直接穿透高阻抗的颅骨直接兴奋运动皮质，其动作电位通过下行运动传导系统传导，致相应的肌肉收缩而诱发 MEP；我们推测，头皮运动区针刺这一机械刺激能量，很可能首先在头皮转变为生物电信号，当刺激信号达到一定强度，作用达于针刺区域对应的大脑皮质及相关结构，转而兴奋了运动皮质神经元或纤维，产生动作电位，再通过下行运动传导系统传导，致相应的肌肉兴奋而诱发 MEP。因而从针刺行针开始至 MEP 出现，需要一个针刺效应的积累过程，只有当针效积累达一定程度（达到一定刺激量），兴奋了足够的运动皮质神经元或纤维，方可检出 MEP。并且，MEP 亦不随针刺的停止而立刻消失，呈现一定的针后效应，这些都与临床疗效相一致。为此我们认为，虽然头针作用的机制是诸多因素参与的多元学说，但我们的研究结果表明，头针通过一定传递方式直接兴奋中枢运动神经系统是头针治疗脑源性神经系统疾病的主要机制。

头部存在诱发 MEP 的相对敏感区。我们目前的研究结果表明，头皮运动区相对敏感（即头穴相对特异性）。一般来说，离中央前回越近的部位，越易引出 MEP，远离运动区（中央前回）部位，虽然也能引出，但需要加大刺激量，且刺激时间要长。至于头部其他部位的敏感性，有待于进一步研究。另外，头皮针刺检测 MEP，除需确定准确部位外，还要保证足够的适宜的刺激强度，一般以捻转 200 转 /min+ 提插约 60 次 /min，连续行针 5 分钟为宜。

另外，研究过程中，还产生一些饶有兴趣的问题。仅做的少数病例资料表明：在 10 例锥体束损害情况下，刺激病变侧头皮运动区，对侧手肌 MEP 未检出，而当刺激病变对侧时，5 例在同侧检出了 MEP 反应。正常情况下刺激一侧半球头皮运动区，在同侧一般记录不到 MEP 反应，然而在病理情况下，刺激病变侧头皮运动区，于其同侧却测到 MEP 反应，我们推测可能的机制是：①通过健侧运动辅助区发挥作用，使正常情况下被对侧锥体束交叉支配作用抑制掩盖的双侧支配作用，在病理情况下表现出代偿作用；②通过健侧锥体前束发挥作用。在临床研究中，我们对针患侧头穴（运动区）无效的患者，或脑出血术后无法针患侧者，针健侧头穴（运动区），部分患者竟获得了意想不到的临床疗效。总之，可能是当一侧半球病变使该侧交叉的下行运动通路遭受损害时，健侧运动通路被激活"开放"的一种代偿性电生理现象，而且能否"开放"与病变部位、病变范围、损害程度、病程长短及治疗是否及时得当等诸多因素有关。关于其作用的详细机制及其代偿性功能意义很值得进一步深入研究，我们从中得到的启发是，一旦病灶累及锥体束，就很难引出 MEP。所以，对一侧半球锥体束确有损害，尤其是患侧未引出 MEP 而健侧引出 MEP 的患者，临床"头针治疗"时，以选用病灶对侧头皮运动区为宜，改变过去惯用病灶侧头皮运动区针刺的常规，必将收到更理想的疗效。看来头皮运动区针刺检测 MEP 既可指导临床治疗，又可帮助判断功能预后结局。

当然，头皮运动区针刺检测 MEP，与电、磁刺激 MEP 比较，也有其不足之处，因刺激与记录是非同步触发扫描记忆，所以尚无法恒定测量 MEP 波起始潜伏期及中枢运动传导时间（CMCT）。但又因其具有简便、经济、无副作用、可重复、患者易于接受及适应证广等特点，而具有极为广阔的运用前景。

附录二

头部腧穴经属与主治

【督脉】

1. 哑门穴

位置与取法：哑门穴在第1与第2颈椎之间。第1颈椎无棘突，能触到的是第2颈椎，其上缘即是哑门穴。

主治：瘖哑、舌缓不语、头痛、头重、脊强反折、风痉、癫痫、中风、尸厥、发热、衄血、善嚏、呕吐。

刺灸法：针刺1～1.2寸，一般得气速刺不留针。

2. 风府穴

位置与取法：在项上入发际1寸，枕骨粗隆下缘与第1颈椎之间取之。

主治：外感头痛、寒热、颈项强痛、目眩、眩晕、咽喉肿痛、暴瘖、呕吐、鼻衄、癫狂、中风不语、半身不遂。

刺灸法：一般针刺5分深，针刺方向向下，得气速刺不留针。此穴针刺方向与深度需掌握好，因为其深部结构距离脑干延髓很近。

3. 脑户穴

位置与取法：在风府穴上1.5寸，枕骨粗隆上缘取之。

主治：恶寒、头痛、头重、头肿，风眩、目赤痛、不能远视、癫、狂、痫、瘖哑。

刺灸法：向下平刺0.5～0.8寸，应用经颅重复针刺刺激手法，治疗延髓麻痹有很好效果。

4．强间穴

位置与取法：在正中线上，脑户上 1.5 寸取之。

主治：头痛、项强，癫狂、瘛疭，口歪，眩晕、心烦、呕吐，足癣。

刺灸法：平刺 1.2 寸，应用经颅重复针刺刺激手法。

5．后顶穴

位置与取法：正中线上，强间穴上 1.5 寸取之，在百会穴与强间穴之中。

主治：头痛、项强、恶风寒、癫狂、瘛疭、目眩。

刺灸法：向下平刺 1.2 寸，应用经颅重复针刺刺激手法。可灸。

6．百会穴

位置与取穴：当前发际正中直上 5 寸，或两耳尖连线的中点处。

主治：头痛、癫、狂、痫、痉、中风、口㖞、半身不遂、失语、耳聋、耳鸣、眩晕、鼻塞、脱肛、阴挺、惊悸、健忘、痴呆、疟疾、泄泻、痢疾、不寐、脱发、崩漏。

刺灸法：平刺 0.5 ～ 1.2 寸，应用经颅重复针刺刺激手法。可灸。

7．前顶穴

位置与取法：位于正中线上，百会穴前 1.5 寸。

主治：癫、狂、痫、瘛疭、小儿惊风、头顶痛、恶风寒、中风、眩晕、失眠、健忘、鼻塞流涕。

刺灸法：平刺 0.5 ～ 1 寸。可灸。

8．囟会穴

位置与取法：前发际上 1.2 寸正中线上取之。

主治：头痛、颈痛、恶风寒、头皮肿、癫、狂、痫、急慢惊风、多睡、鼻塞、鼻痛、鼻衄、鼻痔、面肿、眩晕、中风、震颤。

刺灸法：平刺 0.5 ～ 0.8 寸。注意小儿前囟门未闭合禁针。可灸。

9．上星穴

位置与取法：前发际直上 1 寸正中线上取之。

主治：头痛、热病、疟、癫、狂、痫、目痛不能远视、衄衊、鼻中息肉、眩晕、中风。

刺灸法：平刺 0.5～1.0 寸。小儿囟门闭合不全禁针。可灸。

10．神庭穴

位置与取法：前发际上 0.5 寸正中线上取之。

主治：头痛、癫、狂、痫、惊悸，不寐、痴呆、中风、半身不遂、口噤不语、流涎、目肿、目翳、泪自出、目不能视、衄衊、清涕、腹胀、胸痹、喘喝、腰脊痛、阴囊瘙痒。

刺灸法：平刺 1～1.2 寸，应用经颅重复针刺刺激手法。

11．印堂穴

位置与取法：两眉之间鼻根部取之。

主治：头痛、头重、鼻疾、小儿惊风、产后血晕、目疾、眩晕。

刺灸法：平刺 0.5～0.8 寸。可灸。

【足阳明胃经】

12．头维穴

位置与取法：入额角发际 5 分，神庭穴旁开 4.5 寸，当丝竹空穴直上、平神庭穴取之。

主治：偏头痛、目痛、视物不清、眼睑眴动、流泪、中风、失语难言、脱发。

刺灸法：平刺 1～1.5 寸。

【足太阳膀胱经】

13．眉冲穴

位置与取法：攒竹穴直上入发际 0.5 寸取之。

主治：癫痫、头痛、鼻塞。

刺灸法：平刺 0.5～1 寸。可灸。

14．曲差穴

位置与取法：神庭穴旁开 1.5 寸，当神庭穴与头维穴连线内 1/3 与外

2/3 交点处取之。

主治：头痛、发热汗不出、视物不清、鼻塞、鼻衄、鼻疮、中风。

刺灸法：平刺 0.5 ～ 0.8 寸。可灸。

15．五处穴

位置与取法：头部正中线旁开 1.5 寸，曲差穴上 0.5 寸取之。

主治：瘛疭、癫、狂、痫、头风、头重、头热、目眩。

刺灸法：平刺 0.5 ～ 1 寸。可灸。

16．承光穴

位置与取法：距中线 1 寸半，入发际 2 寸取之。

主治：头痛、鼻流清涕、青盲、远视不明、目生白膜、中风、口㖞。

刺灸法：平刺 0.5 ～ 1 寸，应用经颅重复针刺刺激手法。可灸。

17．通天穴

位置与取法：督脉旁开 1.5 寸，承光穴上 1.5 寸取之。

主治：鼻塞、鼻衄、鼻渊、头重、头痛、面肿、颈项强、中风、口㖞、癫狂、眩晕。

刺灸法：平刺 1 ～ 1.5 寸，应用经颅重复针刺刺激手法，对鼻炎有极好的疗效。可灸。

18．络却穴

位置与取法：通天穴后 1.5 寸，督脉旁开 1.5 寸取之。

主治：癫、狂、痫、瘛疭、恍惚不乐、头眩、口㖞、目疾。

刺灸法：平刺 1 ～ 1.5 寸。可灸。

19．玉枕穴

位置与取法：络却穴后 1.5 寸，脑户穴旁开 1.3 寸取之，当天柱穴直上、平脑户穴取之。

主治：目痛、视物不清、头痛、头重、项强痛、癫、狂、痫、眩晕、呕吐。

刺灸法：向下平刺 1 ～ 1.5 寸。应用经颅重复针刺刺激手法治疗视神经疾病有较好疗效。

20．天柱穴

位置与取法：后发际上 0.5 寸，平哑门穴，斜方肌内缘取之。

主治：头痛、头重、热病汗不出，颈、项、腰、背、腿痛，癫、狂、痫、暴卒、目痛、饮呛、难咽、语不清、鼻塞。

刺灸法：直刺或斜刺 0.5 ～ 1.2 寸。治疗延髓麻痹效果好。

【足少阳胆经】

21．角孙穴

位置与取法：耳尖直上，张口有孔，或将耳郭折叠，耳尖上发际处取之。

主治：偏头痛、颊肿、目翳、耳鸣、耳聋。

刺灸法：平刺 0.5 ～ 1 寸。可灸。

22．颔厌穴

位置与取法：位于头部鬓发上，头维与曲鬓弧形连线的上 1/4 与下 3/4 交点处。

主治：头痛身热、偏头痛、眩晕、目无所视、耳鸣、惊痫、颈痛、手腕痛、失语。

刺灸法：平刺 0.5 ～ 1 寸。可灸。

23．悬颅穴

位置与取法：当头维与曲鬓弧形连线的中点处。

主治：偏头痛、热病烦满汗不出、齿痛、鼽衄、目昏、目赤肿、眩晕、中风、失语。

刺灸法：0.5 ～ 1 寸。可灸。

24．悬厘穴

位置与取法：在曲角颞颥下缘，头维与曲鬓弧形连线上 3/4 与下 1/4 交点处。

主治：偏头痛、目锐眦痛、齿痛、癫疾、眩晕、耳鸣、失语、发热。

刺灸法：平刺 0.5～1 寸。可灸。

25．曲鬓穴

位置与取法：耳前发际后缘上，平角孙穴取之。

主治：头痛、项强、齿痛、口噤不开、口㖞、暴瘖、中风半身不遂、眩晕、失语。

刺灸法：平刺 0.5～1 寸。可灸。

26．率谷穴

位置与取法：耳尖直上入发际 5 寸，当颞肌上缘取之。

刺灸法：平刺 0.5～1 寸。可灸。

主治：头痛、偏头痛、耳聋、耳鸣、中风失语、目眩、烦满呕吐、小儿急慢惊风、醉酒风。

27．天冲穴

位置与取法：耳后发际上 2 寸，耳根后发际直上平率谷穴取之。

主治：头痛、癫痫、齿龈肿痛。

刺灸法：平刺 0.5～1 寸。可灸。

28．浮白穴

位置与取法：耳根上缘向后入发际 1 寸取之。

主治：头痛、寒热、喉痹、耳聋、耳鸣、牙痛、目痛、肩臂不举、足痿不收、颈项痈肿及瘿气。

刺灸法：平刺 0.5～1 寸。可灸。

29．头窍阴穴

位置与取法：浮白穴直下，乳突根部取之。

主治：目痛、耳聋、耳鸣、头痛、项痛、四肢转筋、喉痹、舌强、咳嗽胁痛、口苦。

刺灸法：平刺 0.5～1 寸。可灸。

30．完骨穴

位置与取法：在耳后入发际 4 分，乳突后缘凹陷中取之。

主治：耳聋耳鸣、口㖞、牙痛、口噤、头痛、颈项强痛、足痿不收、癫狂。

刺灸法：向内斜刺 1 ～ 1.5 寸。治疗耳聋与延髓麻痹有特效。可灸。

31．本神穴

位置与取穴：入发际，神庭穴（督脉）旁开 3 寸取之。

主治：头痛、头项强痛、眩晕、癫疾、小儿惊痫、胁肋痛、偏风、遗尿、崩漏。

刺灸法：平刺 0.5 ～ 1 寸。可灸。

32．阳白穴

位置与取法：瞳孔直上，眉上 1 寸取之。

主治：面瘫、眼肌麻痹、视物模糊、目痛、目赤、雀目、远视、头痛、项痛、发热恶寒。

刺灸法：平刺 0.5 ～ 0.8 寸。可灸。

33．头临泣穴

位置与取法：阳白穴直上，入发际 0.5 寸取之。

主治：头痛、恶寒、身痛、目眩、鼻塞、目痛、目翳、多泪、中风、惊痫、胃肠疾病。

刺灸法：0.5 ～ 1 寸。可灸。

34．目窗穴

位置与取法：在头临泣穴后 1 寸，瞳孔直上，入发际 1.5 寸取之。

主治：头痛、头面浮肿、青盲、目赤痛、目翳、眩晕、龋齿肿、热病汗不出、中风。

刺灸法：平刺 0.5 ～ 1 寸。可灸。

35．正营穴

位置与取法：在目窗穴后 1 寸取之。

主治：头痛、恶风寒、齿痛、目眩、中风。

刺灸法：平刺 1 ～ 1.5 寸。可灸。

36．承灵穴

位置与取法：正营穴后 1.5 寸，正中线与顶结节之间，入发际 4 寸。

主治：头痛恶寒、鼻塞、衄衄、目痛、中风。

刺灸法：平刺 0.5 ～ 1 寸。可灸。

37．脑空穴

位置与取法：风池穴直上 1.5 寸，平脑户穴取之。

主治：头痛、偏头痛、颈项强、眩晕、目痛、鼻痛、心悸、癫疾。

刺灸法：0.5 ～ 1 寸。可灸。

38．风池穴

位置与取法：胸锁乳突肌与斜方肌之间凹陷中，平风府穴取之。

主治：热病、温病、颈痛、项强、腰痛、目痛、视物模糊、衄衄、癫、狂、痫、眩晕、中风、疟、瘿、延髓麻痹。

刺灸法：斜内向鼻尖方向刺入 1 ～ 1.5 寸。可灸。

【经外奇穴】

39．四神聪穴

位置与取法：百会穴前、后、左、右各 1 寸。

主治：头痛、眩晕、失眠、健忘、癫、狂、痫、中风、半身不遂、耳鸣。

刺灸法：0.5 ～ 1 寸，应用经颅重复针刺刺激手法。

主要参考书目

1. 陈健尔，甄德江. 中国传统康复技术 [M]. 2 版. 北京：人民卫生出版社，2014.

2. 吴江，贾建平. 神经病学 [M]. 3 版. 北京：人民卫生出版社，2016.

3. 孙申田. 神经系统疾病定位诊断及检查方法 [M]. 哈尔滨：黑龙江科学技术出版社，1995.

4. 陈生弟. 帕金森病 [M]. 北京：人民卫生出版社，2006.

5. PAUL W. BRAZIS，JOSEPH C. MASDEU，JOSE BILLER. 临床神经病学定位 [M]. 7 版. 王维治，王化冰，主译. 北京：人民卫生出版社，2018.

6. 焦顺发. 焦顺发头针 [M]. 2 版. 北京：人民卫生出版社，2009.

7. 王富春，于仙玫，邓瑜. 中医独特疗法：头针疗法 [M]. 北京：人民卫生出版社，2003.

8. 孙申田，高山，徐波克，等. 孙申田针灸治验 [M]. 北京：人民卫生出版社，2013.

后　记

　　头针疗法是20世纪60年代末、70年代初我国中西医结合发展的重大成就。当时针刺镇痛的研究、中西医结合治疗急腹症、中西医结合治疗骨折等一系列成果轰动国内外的医疗界，为中医学走向世界开启了大门。当时的头针疗法也引起了国内一些医疗工作者的兴趣和相关机构的重视，并在原卫生部的主持下在山西省运城市主办了两期学习班，对于在全国推广和应用头针疗法起到了重要作用。由于治疗效果显著，头针疗法在国际医疗界也很快得到认可，并成立了头针疗法学会等组织，以推广与研究头针的应用和机制。

　　到今天，头针疗法已经问世半个世纪了，虽然它对一些疾病治疗的效果仍然被世人公认，并在不断地扩大适应证和取得奇特的疗效，但仍然存在很多需要解决的问题，如：对头穴或称穴区选择之统一性、针刺手法之规范性的要求，更重要的一点是头针作用机制问题。我们本着"传承精华，守正创新"的指导精神，总结半个世纪上百万病例的临床实践经验，在现代经颅刺激技术的启发下，通过"头皮针刺运动诱发电位的研究"，提出头针疗法是一种新的经颅刺激疗法。这不仅解决了头针疗法选穴或区的问题，还规范了操作手法，将揭示头针作用机制的研究推向一个新的阶段。说明了应用机械性刺激，当达到一定刺激量时，其产生的刺激信号也能穿过高阻抗的颅骨而作用于大脑及其联络的相应结构，以达到调节脑及神经系统功能的作用。

　　我们认为以头针疗法为基础的经颅重复针刺刺激疗法是具有典型中西医结合意义的疗法：第一，它是建立在腧穴基本作用的基础上，即人体上每个穴位不仅治疗它所联系的经络和所属脏腑的疾病，还能够治疗穴位所在的局部与邻近穴位器官的疾病。在头部选穴并且距病灶最近部位的选穴（区），是在腧穴基本作用的思想指导下形成的，是符合中医理论的。第二，以前后正中线、眉枕线和额前线等为穴区定位标记，与"传统骨度分寸"取穴不谋而合。因为这三条线并非固定，而是由头颅大小、年龄决定其长短。第三，它应用的治疗工具是中医"九针"中的毫针，一般为 1 寸、1.5 寸或 2 寸。第四，它应用针刺中最基本的手法：捻转和提插。经颅重复针刺刺激疗法要求捻转的速度是每分钟 200 次以上，持续捻转的时间为 3～5 分钟，近似于传统的针刺复式手法，如烧山火、透天凉等。不同的是，前者的选穴或区是在大脑功能定位的指导下进行的。

对于国内在头针疗法后出现的项针疗法，也可以按腧穴作用特点等中医理论来解释。根据腧穴作用的特点：每个穴位都能治疗该穴位所在部位及其邻近组织器官疾病。依据这个原则，我们就可以详细说明项针治疗延髓麻痹的道理。从解剖学看，项与颈的区域分界：胸锁乳突肌前缘为颈，在胸锁乳突肌后缘的部位为项。项部治疗延髓麻痹的穴位主要有风池、完骨、天柱、风府与哑门穴。延髓麻痹表现为饮水呛咳、吞咽困难、声音嘶哑、构音障碍等，根源是脑神经中的舌咽神经、迷走神经、舌下神经损害，即九、十、十二脑神经病变，又称为唇、舌、咽麻痹。延髓是大脑中脑干的一部分，它的上部连接脑桥、中脑，而九、十、十二对脑神经起源于延髓，所以把这组神经损害称为延髓麻痹。延髓的下部与脊髓相接，大约相当于风府穴处。延髓的外面就是项部，而分布在项部的穴位完骨、风池、天柱、风府、哑门均距离延髓非常近。根据穴位的局部及邻近主治作用，推断它们有治疗延髓麻痹的效果。目前，我们以此思路推广应用"项针治疗延髓麻痹"，收到很好的临床效果。

同理，本书在焦氏头针选穴或区的基础上增加一个"脑干区"

（或称"脑干穴"），这个穴或区距离脑干最近。在应用中发现，它治疗延髓麻痹和其他一些脑干疾病有效，但必须用经颅重复针刺刺激手法。在治疗延髓麻痹时，我们同时要选择舌中穴（奇穴）、金津、玉液、地仓、廉泉（含外廉泉）。舌中、金津、玉液一般采用速刺不留针。前面我们提过，延髓麻痹又称为唇、舌、咽麻痹，加上这些穴位也属于局部选穴，可以治疗吞咽障碍、舌不灵动、唇缓不收、流涎之症。万变不离其宗，后来人们增加的治呛穴位等，也都是在项部，并没有超越腧穴主治的原则。我们可以把上述头针、项针的取穴方法称为"以病为腧"。

本书的创新点是，规范了头针疗法取穴或区的原则，肯定了大脑功能定位与头皮投射区域的取穴或区的方法，并从中医理论角度上阐明了这种取穴或区的方法也符合传统针灸取穴法。我们建议把头针疗法的刺激部位称为"穴区"，因为它不是"点"与"线"的概念。这既符合大脑功能定位的解剖生理学理论，又使我们在取针刺"穴区"时增加刺激范围的可塑性。所以我们在本书前面提到"宁失其穴，不失其法"的原则，就是在穴区的选择上可以不要求达到"严丝合缝"，做到针在穴区内的总体准确即可，但必须要求严格的操作手法，即"经颅重复针刺刺激手法"。

"以痛为腧"是传统中医针灸的一种取穴方法。"痛"是病灶部位，它可以是一个独立的疾病，也可以是某些疾病的一种表现。如果我们把"以痛为腧"扩大到"以病为腧"，不仅创新了中医理论，也进一步扩大了腧穴的应用与治疗范围。头针疗法、项针疗法都是"以病为腧"选取穴区的应用典范，并都体现了传统腧穴应用的规律和特点，将成为从理论到实践的中西医结合创新的典范，推进中西医结合的发展。

希望这些想法在创造具有中国特色医疗体系过程中或可起到抛砖引玉的作用，仿七言律以概之，与各位同道共勉。

经颅重复针刺激，头针疗法奠其基。

脑为中枢神之府，以病为腧定穴区。

功在手法明原理，效如桴鼓显神奇。

古今传承创新路，中西融汇振国医！

孙申田

庚子年八月金秋书于冰城